Autismo más allá de la infancia

El diagnóstico del autismo y el camino hacia la salud mental

Jessica Hintz,
Estados Unidos, 2025

Imprimir

Título del libro: Autismo más allá de la infancia
Subtítulo del libro: Diagnóstico del autismo y el camino hacia la salud mental
Autora: Jessica Hintz

Autora: Jessica Hintz
Contacto: boxingboy898337@gmail.com

Prefacio

El autismo siempre ha sido más que un diagnóstico. Para algunos, es parte de la identidad que ha moldeado cada interacción, cada desafío y cada fortaleza. Para otros, es una palabra que llegó tarde en la vida, a menudo después de años de preguntas, malentendidos y dificultades con la salud mental. En ambos casos, el momento del reconocimiento —la edad a la que se le da nombre al autismo— se convierte en un punto de inflexión. Este libro comienza con ese punto de inflexión, no solo porque es importante para comprender el autismo, sino porque cambia la historia de una vida.

En los años que he seguido la investigación sobre el autismo, una verdad ha sobresalido: el momento del diagnóstico no es casual. Estudios de todo el mundo han demostrado que quienes reciben el diagnóstico en la primera infancia suelen seguir una trayectoria, mientras que quienes lo reciben más tarde se enfrentan a desafíos completamente diferentes. La diferencia no es solo social o emocional, sino inherente a la biología del desarrollo, visible en patrones genéticos y vías neuronales. Esto tiene un profundo significado: el autismo no es una única vía, sino múltiples caminos que divergen según el momento en que el mundo finalmente le dé un nombre.

Este libro fue escrito para familias que buscan respuestas, para profesionales clínicos que se esfuerzan por mejorar, para educadores que acompañan a estudiantes con autismo y para las propias personas con autismo que buscan el sentido de sus propias experiencias. No es un libro de soluciones rápidas ni universales.

El autismo se resiste a la simplificación, y también debería hacerlo cualquier debate serio sobre él. En cambio, lo que sigue es una cuidadosa combinación de investigación y vida real, de ciencia y relatos. El objetivo es explicar por qué es importante el momento del diagnóstico, qué significa para la salud mental y cómo podemos usar este conocimiento para construir un futuro más comprensivo e informado.

Los lectores encontrarán explicaciones sobre genética y neurociencia junto con relatos de experiencias vividas, ya que los datos sin humanidad están incompletos. Los capítulos abordan desde los fundamentos —qué es el autismo y cómo se desarrolla el cerebro— hasta el meollo del problema: por qué algunos niños reciben un diagnóstico temprano mientras que otros solo se diagnostican en la adolescencia o la edad adulta. A partir de ahí, el libro explora las afecciones de salud mental más comúnmente asociadas con el diagnóstico tardío, como la depresión, la ansiedad, el TEPT y las autolesiones. Finalmente, mira hacia el futuro, hacia las intervenciones, la educación, la resiliencia y la promesa de una atención personalizada basada en los últimos avances científicos.

El titulo*Autismo más allá de la infancia*Refleja una verdad esencial: el autismo no termina con la infancia. El momento del diagnóstico sienta las bases, pero la historia se desarrolla a lo largo de toda la vida. Ya sea que lea este libro como padre o madre con el peso de la preocupación, como adulto autista que reflexiona sobre su pasado o como profesional que busca profundizar su comprensión, espero que estas páginas le brinden claridad y compasión.

Cada viaje con autismo es único.

Sin embargo, en los patrones de investigación y en las historias de familias e individuos, vemos ecos que nos enseñan algo universal: que la edad de reconocimiento importa no porque cambie el autismo en sí, sino porque configura el panorama que lo rodea. Este libro es mi intento de mapear ese panorama, para que podamos navegarlo con mayor comprensión y cuidado.

—Jessica Hintz
Septiembre de 2025

CONTENIDO

Capítulo 1 – El rompecabezas del diagnóstico

El autismo siempre ha conllevado cierto misterio, una complejidad que se resiste a categorizarse con precisión o simplificarse en una única explicación. No es una condición que se ajuste a un patrón único, ni se manifiesta de la misma manera en todas las vidas. Durante décadas, padres, médicos e investigadores se han planteado la misma pregunta de diferentes maneras:*¿Por qué la edad en la que se diagnostica el autismo parece determinar en gran medida lo que viene después?*El enigma no se limita a cuándo se hacen evidentes los rasgos, sino a qué significan esos momentos de reconocimiento para el futuro de un niño. Esta pregunta —por qué importa el momento— se ha convertido poco a poco en una de las más importantes en la investigación del autismo, ya que el momento del diagnóstico ya no se considera un hecho neutral. Se ha convertido en un predictor de la estabilidad del desarrollo, los resultados en salud mental e incluso la probabilidad de que afecciones como la depresión, la ansiedad o las autolesiones aparezcan más adelante en la vida.

Para comprender este enigma, primero es necesario comprender cómo se manifiesta el autismo. El autismo se clasifica como un trastorno del neurodesarrollo, lo que significa que tiene sus raíces en las primeras etapas del crecimiento y la conexión cerebral. Incluso antes de que un niño pronuncie sus primeras palabras, las regiones cerebrales que configuran la conciencia social, la regulación emocional y el procesamiento sensorial se desarrollan de maneras únicas y, a menudo, atípicas en las personas autistas.

Estructuras como el cerebelo y la amígdala —responsables de la coordinación motora, las respuestas emocionales y las señales sociales— muestran diferencias sutiles pero importantes. Estos fundamentos biológicos sugieren que el autismo está presente desde el nacimiento, pero...*reconocimiento*El proceso de identificar y diagnosticar el autismo ocurre mucho más tarde. Ese punto de reconocimiento es donde comienza el rompecabezas.

Los investigadores han descubierto que los niños diagnosticados con autismo antes de los cinco años a menudo muestran una trayectoria vital diferente a la de aquellos diagnosticados mucho más tarde, en la infancia tardía o la adolescencia. Las diferencias no solo se encuentran en la forma en que se presenta su autismo, sino también en el efecto dominó que el momento del diagnóstico tiene en la salud mental. En los últimos años, estudios a gran escala, algunos de los cuales involucran decenas de miles de perfiles genéticos e historiales conductuales, han descubierto patrones sorprendentes. Aquellos diagnosticados tempranamente tienden a mostrar dificultades en la comunicación, la interacción social o el procesamiento sensorial que permanecen relativamente estables en el tiempo. Estos desafíos son reales y duraderos, pero no son necesariamente progresivos en el sentido de que empeoren. Por el contrario, aquellos diagnosticados más tarde a menudo tienen dificultades que parecen intensificarse a medida que se acerca la adolescencia, particularmente cuando las demandas sociales se vuelven más complejas y el esfuerzo por enmascarar o compensar se vuelve agotador.

Esta diferencia entre el diagnóstico temprano y el tardío no puede atribuirse simplemente a los estilos de crianza o al entorno educativo. De hecho, se ha vinculado a la propia biología. El estudio publicado recientemente en Nature examinó las distintas correlaciones genéticas entre los grupos con diagnóstico temprano y tardío.

El autismo diagnosticado tempranamente mostró una menor conexión con afecciones como el TDAH, la depresión o el estrés postraumático. En cambio, el autismo diagnosticado tardíamente reveló una mayor coincidencia con esas mismas afecciones, lo que sugiere que el diagnóstico tardío no es simplemente un retraso social, sino que refleja un patrón distinto de vulnerabilidades subyacentes. El misterio se agudiza al considerar por qué algunos niños muestran signos tan claros en sus primeros años de vida, mientras que otros parecen pasar desapercibidos hasta que las exigencias de la adolescencia los hacen aflorar.

Los padres a menudo describen sus experiencias con niños diagnosticados tempranamente como una percepción intuitiva de la diferencia. Hablan de cómo su bebé no respondía a su nombre, evitaba el contacto visual o parecía inusualmente concentrado en comportamientos repetitivos. Recuerdan sentir una conciencia casi instintiva de que el desarrollo de su hijo no seguía el ritmo esperado. Los pediatras, a su vez, cuentan con listas de verificación de detección e hitos del desarrollo en los que basarse, herramientas que posibilitan la detección temprana. Pero ¿qué pasa con los niños que logran seguir esos hitos con la suficiente precisión como para evitar la detección, solo para tener dificultades más adelante cuando la vida social se vuelve más compleja? Estos son los niños que parecen funcionar normalmente en los primeros años, solo para flaquear cuando la adolescencia magnifica sus diferencias. Por lo tanto, el enigma del diagnóstico no radica en la aparición repentina del autismo, sino en cuándo su presencia finalmente se reconoce y se le da nombre.

Consideremos el ejemplo de una niña que cursó la primaria sin problemas. Aprendió a hablar con puntualidad, se las arregló bastante bien con sus estudios y desarrolló un pequeño círculo de amigos.

Los maestros la describían como una persona tranquila pero diligente, y sus padres estaban orgullosos de su capacidad para integrarse. Sin embargo, al entrar en la adolescencia, algo cambió. Las reglas sociales de la vida adolescente (jerarquías tácitas, sarcasmo, amistades cambiantes) se volvieron más difíciles de descifrar. Empezó a experimentar ansiedad y, a los quince años, le diagnosticaron depresión tras varias semanas de negarse a asistir a la escuela. Solo entonces, tras largas evaluaciones, se sugirió la posibilidad del autismo. Su diagnóstico no se debió a que su autismo hubiera aparecido repentinamente, sino a que la coraza protectora de la primera infancia se había debilitado y las exigencias de la adolescencia hicieron visibles sus diferencias. En este sentido, el diagnóstico tardío suele llegar envuelto en la sombra de otra afección, generalmente ansiedad o depresión.

Esta interrelación del autismo con los trastornos de salud mental es fundamental para la importancia del momento del diagnóstico. En quienes reciben un diagnóstico temprano, las intervenciones pueden comenzar cuando el cerebro aún es más adaptable. Las familias pueden ajustar las expectativas, las escuelas pueden implementar adaptaciones y el niño puede crecer con un sentido de sí mismo más claro. Incluso si los desafíos persisten, la presencia de un diagnóstico proporciona lenguaje y recursos que reducen la probabilidad de sentirse aislado o roto. Por el contrario, las personas con un diagnóstico tardío pueden pasar años malinterpretando sus dificultades como fracasos personales. Pueden ser etiquetadas como difíciles, perezosas o desafiantes. Para cuando se identifica el autismo, los patrones de ansiedad, depresión o autolesión pueden ya estar profundamente arraigados. Por eso, los investigadores argumentan cada vez más que la edad del diagnóstico no es simplemente un detalle logístico, sino una línea divisoria biológica y psicológica.

Los datos genéticos subrayan este punto. Los investigadores de Cambridge y las instituciones colaboradoras analizaron grandes conjuntos de datos que abarcaban estudios de 1998 a 2024. Compararon a individuos diagnosticados tempranamente en la infancia con aquellos diagnosticados más tarde y encontraron distinciones genéticas mensurables entre los grupos. El grupo diagnosticado más tarde mostró correlaciones más fuertes con una gama de vulnerabilidades de salud mental, lo que sugiere que su biología los predisponía tanto al autismo como a las condiciones psiquiátricas comórbidas. El grupo diagnosticado más temprano, por el contrario, mostró correlaciones más débiles, lo que implica que sus rasgos autistas estaban más aislados de los riesgos más amplios para la salud mental. Este hallazgo fue sorprendente y aleccionador, ya que indicó que el autismo no es una sola condición unificada, sino un conjunto de vías con diferentes implicaciones según cuándo se produce el reconocimiento.

En el centro de este capítulo se encuentra el reconocimiento de que el autismo, aunque siempre presente, se experimenta de forma diferente según el momento del diagnóstico. Un diagnóstico temprano permite una infancia basada en la comprensión, mientras que un diagnóstico tardío suele coincidir con la adolescencia, cuando la formación de la identidad ya es frágil y la salud mental es vulnerable. Esta divergencia explica por qué las personas con un diagnóstico temprano suelen tener trayectorias más estables, mientras que las personas con un diagnóstico tardío se enfrentan a un mayor riesgo de depresión, TEPT o autolesión. También sugiere que el problema del diagnóstico no radica en preguntarse si el autismo se detecta, sino en comprender las consecuencias de su detección.

Sin embargo, la historia no se trata solo de riesgos y vulnerabilidades. También se trata de resiliencia y adaptación.

Las familias que reciben un diagnóstico temprano a menudo describen el alivio de tener un nombre para lo que sospechaban y, con ese nombre, un mapa para navegar hacia el futuro. De igual manera, las personas diagnosticadas más tarde suelen describir una profunda sensación de claridad, una comprensión retrospectiva de por qué lucharon. Para ellas, el diagnóstico no es una cura, sino una lente que finalmente les permite enfocar su vida. El enigma del diagnóstico, entonces, no es solo científico, sino también de significado: cómo el acto de nombrar el autismo cambia la trayectoria de una vida.

En este sentido, el capítulo concluye con una paradoja. El autismo en sí mismo puede no cambiar según el momento del diagnóstico, pero la vida que rodea a ese diagnóstico sí lo hace. El reconocimiento temprano puede proteger la salud mental y generar estabilidad, mientras que el reconocimiento tardío suele conllevar riesgos, pero también momentos de autodescubrimiento. La edad del diagnóstico actúa como una bifurcación en el camino, colocando a dos niños con la misma afección neurológica en caminos muy diferentes. Comprender por qué sucede esto y cómo podemos utilizar ese conocimiento para mejorar el apoyo a todas las personas con autismo es la misión central de este libro.

Capítulo 2 – El autismo a lo largo de la historia

El autismo, tal como lo conocemos hoy, es un concepto de tan solo unas décadas de antigüedad, pero sus orígenes se remontan a mucho antes, entretejidos en la historia con diferentes nombres, malinterpretados y etiquetados erróneamente por sociedades que carecían del vocabulario necesario para definirlo. La historia del autismo se centra tanto en cómo las sociedades han optado por ver la diferencia como en el progreso científico de la psiquiatría. Para comprender la importancia del diagnóstico hoy en día, primero debemos comprender cómo ha evolucionado la definición de autismo: cómo ha cambiado a través de la filosofía, la medicina, la psiquiatría y la cultura, dejando un rastro de percepciones y errores.

En los siglos previos a que la medicina formalizara el lenguaje psiquiátrico, las personas que hoy podrían considerarse autistas solían ser consideradas mediante explicaciones morales, religiosas o filosóficas. Algunos eran vistos como "genios excéntricos", y su intenso enfoque en temas específicos era admirado, pero nunca categorizado. Otros eran tildados de "extraños", "dementes" o incluso "poseídos", mientras las sociedades luchaban por explicar comportamientos que no se ajustaban a las normas esperadas. Los relatos históricos de la Edad Media describen a niños que se retraían del juego social, hablaban de forma inusual o parecían desconectados del mundo. Estos niños a menudo eran considerados una carga o una curiosidad, y rara vez se les permitía la idea de que poseían su propia forma de cognición y comprensión. Su diferencia se notaba, pero nunca se comprendía sistemáticamente.

Los primeros indicios de lo que posteriormente se denominaría autismo surgieron a finales del siglo XIX y principios del XX, cuando la psiquiatría, como disciplina, intentó categorizar la vida mental. En 1911, el psiquiatra suizo Eugen Bleuler introdujo el término «autismo», pero no en el sentido actual. Para Bleuler, quien estudiaba la esquizofrenia, «autismo» describía el aislamiento de la realidad en un mundo interior de fantasía, un síntoma que observaba en sus pacientes. Era una palabra que se utilizaba para indicar desapego, no un diagnóstico independiente. Bleuler no podía prever que su elección de terminología sentaría las bases de un campo de conocimiento psiquiátrico completamente nuevo. Aun así, su definición captó una observación esencial: que algunas personas no interactuaban con el mundo de la forma esperada, refugiándose en patrones internos de pensamiento y concentración.

La década de 1940 marcó un punto de inflexión crucial. Dos figuras, trabajando de forma independiente y transfronteriza, pusieron el autismo en el punto de mira. En 1943, Leo Kanner, un psiquiatra de origen austriaco que trabajaba en Estados Unidos, publicó un artículo fundamental que describía a once niños con características sorprendentemente similares. Señaló sus profundas dificultades para la interacción social, su insistencia en la monotonía y su extraordinaria memoria para los detalles. Kanner denominó esta condición "autismo infantil temprano". Enfatizó que estos niños no eran simplemente esquizofrénicos ni presentaban discapacidades intelectuales en el sentido tradicional; más bien, presentaban un perfil de desarrollo único. Sus detalladas descripciones de casos pintaron un retrato de niños que vivían en un mundo aparte, gobernados por rutinas rígidas y resistentes al cambio.

Casi al mismo tiempo, Hans Asperger, trabajando en la Viena ocupada por los nazis, describió a un grupo de niños que presentaban lo que él denominó «psicopatía autista». Sus observaciones coincidieron significativamente con las de Kanner, pero Asperger enfatizó sus habilidades lingüísticas y su intenso enfoque en intereses especializados. A diferencia del grupo de Kanner, sus sujetos a menudo mostraban un vocabulario y una gramática avanzados, aunque su comunicación se caracterizaba por una formalidad inusual y falta de reciprocidad. Asperger observó que algunos de estos niños desarrollaron habilidades académicas o técnicas impresionantes, aunque sus dificultades sociales persistieron.

Durante décadas, los descubrimientos paralelos de Kanner y Asperger permanecieron divididos por la geografía y la historia. El "autismo infantil temprano" de Kanner se convirtió en el marco dominante en la psiquiatría angloparlante, mientras que el trabajo de Asperger, publicado en alemán durante la guerra, fue en gran medida ignorado hasta su redescubrimiento en la década de 1980. Este redescubrimiento posteriormente ampliaría la comprensión del autismo a lo que hoy se conoce como el espectro, un continuo que abarca desde individuos con profundas dificultades de comunicación hasta aquellos con diferencias sociales sutiles pero significativas.

Sin embargo, mediados del siglo XX no fue un período de claridad, sino de confusión. El autismo fue frecuentemente malinterpretado y clasificado erróneamente, y sus límites se difuminaron con la esquizofrenia y la psicosis infantil. Muchos niños fueron internados injustamente, y sus diferencias se interpretaron como signos de enfermedad mental en lugar de divergencias en el desarrollo. Con frecuencia se culpó a las familias.

Bruno Bettelheim, psicólogo cuyas teorías dominaron las décadas de 1950 y 1960, promovió infamemente la idea de las "madres refrigerador", sugiriendo que el autismo se originaba en la frialdad materna y la negligencia emocional. Esta teoría, aunque posteriormente desacreditada, causó un profundo daño emocional a innumerables familias. A las madres que buscaban ayuda para sus hijos se les decía que ellas mismas eran la causa del autismo, una acusación cruel e infundada que retrasó el progreso hacia la comprensión del autismo como un trastorno del neurodesarrollo.

Durante estas décadas, el diagnóstico era poco frecuente e inconsistente. Solo los niños más visiblemente afectados, aquellos con profundas diferencias en el lenguaje y el comportamiento, eran reconocidos como autistas. Muchos otros pasaban desapercibidos, ya sea descartados como tímidos, excéntricos o desobedientes, o etiquetados erróneamente con otros trastornos. Un niño que hablaba temprano pero tenía dificultades para socializar podía ser visto simplemente como peculiar. Un adolescente con intereses obsesivos podía ser tachado de raro o introvertido. En los adultos, el autismo casi nunca se consideraba, dejando a generaciones enteras viviendo sin un marco para comprender sus propias experiencias.

La introducción del Manual Diagnóstico y Estadístico de los Trastornos Mentales (DSM), el principal sistema de clasificación de la psiquiatría, comenzó gradualmente a definir el reconocimiento formal del autismo. En su primera edición, en 1952, el autismo no existía como una categoría diferenciada. Los niños que ahora se describirían como autistas solían ser diagnosticados como «esquizofrenia infantil», lo que reflejaba la creencia predominante de que el autismo era una forma temprana de psicosis.

No fue hasta el DSM-III de 1980 que el autismo se reconoció como una condición independiente, denominada «autismo infantil». Esto marcó un paso crucial para dejar de confundir el autismo con la esquizofrenia, aunque la definición siguió siendo limitada, abarcando solo a un pequeño subconjunto de quienes ahora sabemos que pertenecen al espectro.

El DSM-III-R, publicado en 1987, amplió la definición, ampliando los criterios para que se pudiera reconocer a más niños. Esta fue también la edición que introdujo el «trastorno generalizado del desarrollo no especificado» (TGD-NOS), una categoría para niños que presentaban algunas, pero no todas, las características del autismo. Fue un reconocimiento de que el autismo no era una caja rígida, sino una presentación variada. Posteriormente, en el DSM-IV de 1994, se incluyó formalmente el trastorno de Asperger, lo que refleja la influencia del trabajo de Hans Asperger décadas antes. Esta inclusión concientizó a quienes eran cognitivamente capaces y lingüísticamente fluidos, pero social y conductualmente distintos. Para muchos adultos que habían luchado durante años con sentimientos de diferencia, este reconocimiento abrió una puerta a la autocomprensión.
La culminación de estos cambios llegó con el DSM-5, publicado en 2013, que unificó los diagnósticos relacionados con el autismo bajo un único marco: el trastorno del espectro autista (TEA). Este cambio eliminó subcategorías como el trastorno de Asperger y el TGD-NOS, enfatizando en cambio que el autismo existe en un espectro de gravedad y necesidades de apoyo. Si bien fue controvertido —algunos consideraron que eliminar la etiqueta de Asperger borraba una identidad—, esta reclasificación reforzó la comprensión de que el autismo no se compone de múltiples trastornos separados, sino de una sola condición con manifestaciones variadas.

Cada cambio en los criterios diagnósticos influyó no solo en la forma en que los profesionales clínicos abordaban el autismo, sino también en quiénes recibían reconocimiento. Las definiciones limitadas de décadas anteriores excluían a muchos, en particular a las mujeres y a quienes presentaban rasgos más sutiles. Las niñas y las mujeres, cuyos rasgos autistas a menudo difieren en su presentación, eran especialmente propensas a ser ignoradas, ya que los modelos diagnósticos se basaban principalmente en estudios con niños. Los sesgos culturales agravaron esta invisibilidad; comportamientos considerados autistas en un entorno cultural podían ser descartados como peculiaridades de la personalidad en otro. La historia del autismo, por lo tanto, no se trata solo del progreso científico, sino también de quién fue visto y quién permaneció oculto.

Junto con la evolución de las definiciones de la psiquiatría, la percepción social del autismo también cambió. En la segunda mitad del siglo XX, comenzaron a surgir movimientos de defensa del autismo, impulsados por padres que buscaban mejores servicios para sus hijos. Las organizaciones impulsaron el derecho a la educación, lo que condujo a leyes como la Ley de Educación para Individuos con Discapacidades (IDEA) en Estados Unidos, que exigía que los niños con autismo recibieran adaptaciones educativas adecuadas. Gradualmente, el autismo se fue convirtiendo en una cuestión de conciencia pública, dejando de estar oculto en los hospitales psiquiátricos y de ser malinterpretado como un fracaso parental.

A finales del siglo XX y principios del XXI, las propias voces autistas comenzaron a redefinir la narrativa. Los adultos autistas, muchos de los cuales habían recibido un diagnóstico tardío o totalmente erróneo, comenzaron a abogar por el reconocimiento no solo de sus desafíos, sino también de sus fortalezas.

El movimiento de la neurodiversidad reformuló el autismo como una variación de la cognición humana, en lugar de una enfermedad que requiere curación, enfatizando la aceptación, el apoyo y el valor de las diversas formas de pensar. Este movimiento llamó la atención sobre el daño de las interpretaciones históricas erróneas y exigió que la narrativa se desplazara del déficit a la diferencia.

En retrospectiva, resulta evidente que la evolución del reconocimiento del autismo no ha sido lineal ni simple. Desde la temprana acuñación del término por parte de Bleuler, pasando por los descubrimientos coincidentes de Kanner y Asperger, hasta décadas de confusión y culpa, y finalmente, el modelo moderno del espectro, el lugar del autismo en la psiquiatría ha reflejado actitudes sociales más amplias hacia la diferencia. Cada cambio de criterio, cada transformación en la definición, ha tenido consecuencias reales sobre quién recibió un diagnóstico, cuándo y con qué impacto en su salud mental. Quienes fueron diagnosticados tempranamente en sistemas que reconocían el autismo tuvieron acceso, aunque limitado, a intervenciones, apoyo y explicaciones. Quienes fueron ignorados a menudo soportaron años de incomprensión, acoso y problemas de salud mental sin tratamiento, solo para descubrir más tarde que sus experiencias siempre habían tenido un nombre.

La historia del autismo no ha terminado. Cada generación redefine la condición a la luz de los avances científicos, la nueva conciencia cultural y las nuevas iniciativas de defensa. Lo que permanece constante es la verdad de que el autismo siempre ha estado presente, disperso a lo largo de la historia en las vidas de personas que pensaban, vivían y eran percibidas de forma diferente. Solo ahora empezamos a verlos con mayor claridad, aunque incluso hoy muchos siguen eludiendo las barreras creadas por los diagnósticos y los puntos ciegos sociales.

La historia nos deja con cautela y esperanza. Cautela, porque nos recuerda el daño que se causa cuando se permite que predomine la incomprensión, cuando se culpa a los padres, cuando se institucionaliza o se borra a las personas con etiquetas que no encajan. Esperanza, porque el creciente reconocimiento del autismo —su espectro, su diversidad, su humanidad— abre caminos hacia futuros más inclusivos. El rompecabezas del autismo no es de cura ni de erradicación, sino de reconocimiento y comprensión. Rastrear su historia es ver cuánto hemos avanzado y reconocer cuánto queda por hacer.

Capítulo 3 – El modelo del desarrollo neurológico

La arquitectura del cerebro humano siempre ha albergado los misterios de cómo conectamos, sentimos y percibimos el mundo. Para comprender el autismo, es necesario adentrarse en este complejo mapa, donde pequeñas desviaciones en la estructura y la función configuran la vida de maneras profundas. El autismo no es un punto único en la biología, sino una red de diferencias distribuidas en regiones que gestionan la emoción, el movimiento, la memoria y la comprensión social. Entre estas regiones, el cerebelo, la amígdala y las redes de cognición social más amplias emergen una y otra vez en la investigación, cada una con su impronta en cómo las personas autistas perciben el mundo y cómo esa percepción se desarrolla de manera diferente según el momento del diagnóstico.

El cerebelo, a menudo recordado en los libros de texto como el coordinador de la función motora, desempeña un papel mucho más complejo de lo que sugerían sus primeras descripciones. Se encuentra en la parte posterior del cerebro, un denso conjunto de tejido estrechamente plegado, y durante siglos se creyó que simplemente servía como el guardián del equilibrio corporal. Sin embargo, la neurociencia moderna ha demostrado que el cerebelo no es simplemente un regulador motor, sino un centro que influye en la cognición, la emoción e incluso la interacción social. En el autismo, se han observado sistemáticamente diferencias en el desarrollo cerebeloso, desde un tamaño reducido en ciertos lóbulos hasta patrones atípicos de conectividad con otras regiones cerebrales. Estas diferencias podrían ayudar a explicar por qué tantos niños autistas muestran dificultades tempranas con la coordinación motora, las conductas repetitivas y la regulación de la atención.

Uno podría imaginar a un niño pequeño que evita el contacto visual o tiene dificultades para responder a su nombre. Los padres suelen recordar que estas sutiles señales aparecen antes de los dos años, a veces incluso antes. Las diferencias en el cerebelo pueden influir en este aspecto, influyendo en cómo se integra y filtra la información sensorial. En lugar de combinar a la perfección imágenes, sonidos y tactos en experiencias coherentes, el niño puede experimentar sobrecarga o distorsión, lo que provoca retraimiento o una mayor sensibilidad. Investigaciones realizadas con autopsias y técnicas avanzadas de imagen han indicado repetidamente que las irregularidades estructurales del cerebelo se encuentran entre los marcadores más tempranos y consistentes del autismo, lo que ofrece una idea de cómo surgen las diferencias tempranas.

Luego viene la amígdala, esa estructura almendrada ubicada en lo profundo del lóbulo temporal, famosa por su papel en la emoción y el miedo. La amígdala se ha descrito durante mucho tiempo como el sistema de alarma del cerebro, que procesa amenazas y guía señales sociales como las expresiones faciales y el tono de voz. En personas autistas, se han documentado diferencias en el volumen y la actividad de la amígdala a lo largo de la infancia y la adolescencia, con consecuencias sorprendentes. Algunos niños presentan un agrandamiento de la amígdala en etapas tempranas de la vida, lo que provoca una mayor reactividad emocional y una ansiedad abrumadora. Otros muestran patrones de actividad reducida o una conectividad alterada con la corteza prefrontal, lo que dificulta la regulación de las emociones y dificulta las interacciones sociales.

El papel de la amígdala en el autismo ayuda a explicar por qué las dificultades sociales pueden manifestarse no como indiferencia sino como descalibración.

Un niño puede tener la mirada perdida no por falta de profundidad emocional, sino porque las señales que le transmiten los demás (sonrisas, ceños fruncidos, gestos sutiles) se procesan de forma abrumadora, confusa o inconsistente. Con el tiempo, estos desajustes se acumulan, lo que influye en si un niño es reconocido tempranamente como autista o si sus dificultades permanecen ocultas hasta años posteriores, a veces solo apareciendo en la adolescencia, cuando la complejidad social se intensifica. La carga de una amígdala con conexiones diferentes puede manifestarse en aislamiento social, fobias intensas o vulnerabilidad a la depresión y la ansiedad, que se acentúa con la edad.

Más allá de estas estructuras específicas se encuentra la vasta red a menudo denominada cerebro social, un conjunto de regiones interconectadas que permiten a los humanos gestionar las relaciones, la empatía y la atención compartida. Esta red incluye el surco temporal superior, el área fusiforme de la cara y la corteza prefrontal medial, entre otros. Es la maquinaria que nos permite detectar la dirección de la mirada, interpretar las expresiones faciales e imaginar lo que otros podrían estar pensando. En el autismo, las variaciones en el funcionamiento de estas regiones revelan por qué el contacto visual se siente antinatural, por qué el sarcasmo se malinterpreta o por qué la dinámica de grupo supone un desafío tan agotador. Estudios de resonancia magnética funcional han demostrado que, mientras que los individuos neurotípicos muestran una activación robusta en estas áreas durante las tareas sociales, los individuos autistas a menudo muestran patrones reducidos o atípicos, lo que indica una divergencia en cómo el cerebro organiza la información social.

Comprender el patrón de desarrollo neurológico del autismo implica reconocer que estas diferencias no son estáticas, sino que evolucionan con la edad. En las primeras etapas de la vida, un niño cuyo cerebelo presenta dificultades con la integración sensorial puede mostrar comportamientos claros y evidentes que impulsan un diagnóstico temprano: falta de habla, movimientos repetitivos, dificultades en las habilidades motoras. Su camino hacia el reconocimiento es directo, ya que los padres y los médicos ven señales inequívocas. Pero en otros niños, las diferencias cerebrales pueden ser más sutiles y permanecer latentes hasta que las exigencias sociales se intensifican. Los errores de calibración de la amígdala pueden no revelarse por completo hasta la adolescencia, cuando la presión de grupo, las relaciones emocionales y la autoconciencia exigen más del cerebro social que antes. En estos individuos, el diagnóstico suele llegar tarde, no porque el autismo estuviera ausente antes, sino porque sus bases neuronales estaban enmascaradas por la compensación, la inteligencia o la mera adaptación.

Es aquí donde la importancia del diagnóstico temprano frente al tardío se entrelaza con la biología. Un niño diagnosticado a tiempo suele recibir intervención que ayuda a fortalecer las redes cerebrales en desarrollo. Las terapias diseñadas para fomentar el contacto visual, las rutinas estructuradas para reducir la sobrecarga sensorial y las estrategias para fomentar la comunicación influyen en la adaptación del cerebelo y la amígdala. La neuroplasticidad, la notable capacidad del cerebro para reconfigurarse, alcanza su máximo esplendor en la primera infancia. El apoyo durante este período puede mitigar los desafíos y establecer trayectorias de desarrollo más estables.

Pero para quienes reciben un diagnóstico tardío, la adolescencia presenta un panorama diferente. La amígdala, ya sobrecargada por años de procesar las señales sociales de forma diferente, se enfrenta a la turbulencia de la pubertad.

El cerebro social, que de repente debe gestionar las amistades, la identidad y la intimidad, revela sus vulnerabilidades con mayor crudeza. La depresión y la ansiedad a menudo surgen no como afecciones independientes, sino como acompañantes de las diferencias subyacentes en la función cerebral. Estudios han demostrado que las personas con autismo diagnosticadas posteriormente tienen un riesgo significativamente mayor de desarrollar estos problemas de salud mental, ya que su patrón de desarrollo neurológico las deja más expuestas al sufrimiento emocional sin el apoyo de un apoyo temprano.

Para decirlo de forma más gráfica, uno podría imaginar a dos niños de pie al borde de un bosque, cada uno con un mapa dibujado por su propio cerebro. Para el niño diagnosticado tempranamente, el mapa es tosco, lleno de caminos y puntos de referencia faltantes, pero los adultos intervienen para ayudar a redibujarlo, brindándole herramientas, estrategias y señales. Para el niño diagnosticado tardíamente, el mapa sigue siendo su secreto, sus imprecisiones lo llevan solo por senderos confusos. Para cuando otros se dan cuenta, puede que ya se encuentren en lo profundo del bosque, con sus caminos complicados por años de experiencias malinterpretadas. Los desajustes sensoriales del cerebelo, los fallos emocionales de la amígdala y las interpretaciones erróneas del cerebro social han contribuido silenciosamente, moldeando no solo su trayectoria de desarrollo, sino también su vulnerabilidad a los problemas de salud mental.

La genética añade otra dimensión a este esquema. Los patrones observados en el cerebro suelen reflejarse en estudios genéticos, donde grupos de genes asociados con la función sináptica, la conectividad neuronal y las respuestas inmunitarias emergen como contribuyentes al autismo. Algunos de estos genes influyen directamente en el desarrollo del cerebelo y la amígdala, sentando las bases de las diferencias estructurales y funcionales observadas en estudios de imagen. Otros configuran la comunicación neuronal a través de redes, alterando la eficiencia con la que el cerebro social procesa la información. Juntos, dibujan un panorama biológico que predispone a ciertos niños a signos tempranos y más evidentes, y a otros a rasgos más sutiles que pasan desapercibidos hasta más adelante.

Las investigaciones de las últimas dos décadas han reforzado sistemáticamente la relación entre este patrón de desarrollo neurológico y el momento del diagnóstico. Un estudio con resonancias magnéticas longitudinales reveló que los niños diagnosticados precozmente solían presentar agrandamiento de la amígdala durante la infancia temprana, una característica que se correlacionaba con los informes de sus padres sobre mayor ansiedad y dificultades sensoriales. Estos niños fueron detectados antes porque sus comportamientos divergían más claramente de las normas de desarrollo. Por el contrario, los niños diagnosticados más tarde solían mostrar diferencias en la amígdala que solo se hacían evidentes en la adolescencia, lo que coincidía con el aumento de la ansiedad social, la depresión y las dificultades con los compañeros que reportaban las familias.

El cerebelo cuenta una historia similar. Las diferencias estructurales, presentes tempranamente pero sutiles en sus manifestaciones, a veces pasan desapercibidas en niños pequeños que simplemente parecen torpes o distraídos.

Para cuando estos niños llegan a la edad escolar, el impacto en el aprendizaje, la coordinación y el comportamiento se hace más evidente, pero el diagnóstico aún puede retrasarse, ya que los docentes interpretan las señales como falta de atención o problemas de conducta en lugar de diferencias neurológicas. Cuanto más tiempo pasen desapercibidas estas diferencias, mayor será el impacto en la autoestima y la salud mental, ya que los fracasos repetidos en el entorno social y académico se acumulan sin explicación.

Incluso dentro de una misma familia, el patrón puede manifestarse de forma diferente. Un hermano puede recibir un diagnóstico de autismo antes del preescolar, con diferencias de desarrollo demasiado evidentes como para ignorarlas. Otro puede pasar desapercibido hasta la secundaria, cuando las presiones de la conformidad social exponen sus dificultades. Las similitudes genéticas pueden unirlos, pero la interacción del desarrollo cerebral, el entorno y el tiempo determina la trayectoria de sus vidas. No son solo los genes ni las estructuras, sino el desarrollo dinámico de ambos a lo largo del tiempo lo que determina los resultados.

La narrativa del modelo de desarrollo neurológico del autismo no se basa en la deficiencia, sino en la divergencia. El cerebelo, la amígdala y el cerebro social no presentan deficiencias en las personas autistas; se organizan de forma diferente, lo que produce distintas maneras de experimentar el mundo. Estas diferencias pueden plantear desafíos —dificultad para adaptarse al cambio, emociones abrumadoras, incomprensión social—, pero también pueden aportar fortalezas, como una concentración intensa, perspectivas únicas y creatividad que nace de la percepción de patrones que otros pasan por alto. Sin embargo, que esas fortalezas prosperen o que predominen los desafíos a menudo depende de cuándo se reconozcan y de cómo la sociedad responda a estos modelos neuronales.

De cara al futuro, las nuevas tecnologías prometen refinar aún más nuestra comprensión. Las herramientas de imagenología cerebral son cada vez más precisas, los estudios genéticos mapean las intrincadas redes de la herencia y las intervenciones se adaptan cada vez más a los perfiles individuales. Pero la lección fundamental sigue siendo la misma desde que se descubrieron las primeras pistas: el autismo está inscrito en la arquitectura cerebral, en circuitos y estructuras que guían el desarrollo de maneras sutiles y profundas. Interpretar este patrón no significa patologizar la diferencia, sino comprenderla, reconocer que el momento del diagnóstico importa no porque cambie el patrón en sí, sino porque determina cuán temprano podemos aprender a interpretarlo y responder a él.

La historia del autismo en el cerebro es, en última instancia, una historia de vías: vías neuronales dentro del cerebelo, la amígdala, el cerebro social y vías de desarrollo moldeadas por el reconocimiento de esas diferencias. Es un recordatorio de que cada niño lleva un mapa único, escrito en los pliegues de su cerebro y en los códigos de sus genes. Algunos mapas se detectan a temprana edad y se apoyan, otros permanecen ocultos hasta que las dificultades los hacen visibles. La tarea de la ciencia, la medicina y la sociedad es garantizar que ningún mapa quede sin leer, ningún plano malinterpretado y ningún niño abandonado a su suerte en el bosque de su propia creación.

Capítulo 4 – Genes, biología y medio ambiente

La pregunta de por qué el autismo se manifiesta en algunos niños y no en otros ha preocupado a investigadores, familias y profesionales clínicos durante décadas. Bajo los comportamientos, bajo las estructuras cerebrales, se encuentra una capa más profunda de causalidad que entrelaza la biología y las circunstancias. El autismo, tal como lo conocemos hoy, no se explica por una sola causa, sino por una intrincada interacción entre la herencia genética y las condiciones ambientales que configuran el desarrollo desde la concepción. Comprender las raíces del autismo es adentrarse en un espacio donde la naturaleza y la crianza son inseparables, donde sus influencias se superponen, se refuerzan y, a veces, se contrarrestan.

El autismo tiene uno de los componentes hereditarios más fuertes entre las afecciones del neurodesarrollo. Los estudios con gemelos fueron de los primeros en revelarlo, mostrando que los gemelos idénticos tienen una probabilidad mucho mayor de ser autistas que los gemelos fraternos. Si un gemelo idéntico es diagnosticado, el otro tiene una probabilidad significativamente mayor de compartir el diagnóstico en comparación con los hermanos que solo comparten la mitad de su material genético. Esta sorprendente concordancia señaló tempranamente el papel de la genética, sugiriendo que el autismo está escrito, al menos en parte, en el ADN que construye el cerebro. Pero la herencia no es sencilla. El autismo no sigue las líneas claras de la genética mendeliana, donde un solo gen dicta un solo rasgo. En cambio, cientos, quizás miles, de genes contribuyen con pequeñas influencias, algunas más poderosas que otras, que se combinan de maneras complejas para moldear el desarrollo de un niño.

Estudios genéticos de las últimas dos décadas han revelado marcadores que aparecen con frecuencia en personas con autismo. Algunos de estos implican mutaciones raras en genes individuales, como SHANK3, que participa en el andamiaje de las sinapsis, o CHD8, que regula la expresión génica durante el desarrollo cerebral. Las mutaciones en estos genes pueden provocar formas graves de autismo, a menudo acompañadas de discapacidad intelectual y complicaciones médicas. Sin embargo, estas causas de un solo gen son la excepción, no la regla. Más comúnmente, el autismo surge del efecto acumulativo de muchas variaciones genéticas, cada una alterando la conectividad cerebral, la formación de sinapsis o el equilibrio de neurotransmisores de forma sutil. El resultado no es una única vía hacia el autismo, sino muchas, cada una codificada en un código biológico ligeramente diferente.

La historia de la genética no termina con la herencia. En ocasiones, el autismo es el resultado de lo que los científicos llaman mutaciones de novo: cambios en el código genético que no se heredan de ninguno de los progenitores, sino que ocurren espontáneamente durante la formación del espermatozoide, el óvulo o el embrión. Estas mutaciones ponen de relieve la naturaleza impredecible de la biología, un recordatorio de que el autismo puede surgir incluso en familias sin antecedentes. En estos casos, los padres suelen experimentar conmoción y culpa, preguntándose qué se podría haber hecho de otra manera, a pesar de que la mutación surgió completamente fuera de su control.

Pero los genes por sí solos no pueden contar toda la historia. Si lo hicieran, los gemelos idénticos siempre serían concordantes en cuanto al autismo; sin embargo, los estudios revelan que no es así.

Incluso entre gemelos idénticos, cuyo ADN es casi idéntico, uno puede recibir un diagnóstico y el otro no, o sus manifestaciones pueden diferir en gravedad. Esta divergencia señala el papel crucial del entorno —no en el sentido superficial de estilos de crianza, como se sugirió alguna vez cruel y erróneamente, sino en el entorno biológico del útero, las condiciones del nacimiento y las exposiciones que moldean el desarrollo neurológico en los primeros años de vida, que son frágiles—.

La salud prenatal emerge como uno de los factores ambientales clave que interactúan con la predisposición genética. Las investigaciones han demostrado que la salud materna durante el embarazo —factores como la nutrición, la función inmunitaria y la exposición a toxinas— puede influir en el riesgo de autismo. Por ejemplo, las infecciones maternas durante el embarazo se han vinculado a una mayor probabilidad de diferencias en el desarrollo neurológico de la descendencia, ya que la respuesta inflamatoria puede afectar el desarrollo cerebral fetal. De igual manera, la exposición prenatal a ciertos medicamentos o contaminantes se ha asociado con alteraciones sutiles en las vías neuronales que, en niños genéticamente susceptibles, pueden contribuir al autismo.

Los factores de nacimiento también son importantes. Complicaciones como la prematuridad, el bajo peso al nacer o la falta de oxígeno durante el parto se han correlacionado con tasas más altas de diagnóstico de autismo. Estas no son causas deterministas, sino factores estresantes que pueden interactuar con la vulnerabilidad genética. Un niño cuya constitución genética ya lo predispone a una conectividad neuronal alterada podría descubrir que la presión adicional de las complicaciones perinatales inclina la balanza hacia la manifestación del autismo.

Por el contrario, otro niño con las mismas complicaciones pero sin la vulnerabilidad genética puede desarrollarse de manera típica, lo que ilustra una vez más la inseparabilidad de la biología y el medio ambiente.

La nutrición y el entorno bioquímico temprano también influyen. El folato, un nutriente esencial para el desarrollo del tubo neural, se ha destacado en algunos estudios como protector, y las madres que toman suplementos de ácido fólico antes y durante el embarazo muestran tasas más bajas de autismo en sus hijos. Por otro lado, las deficiencias de ciertas vitaminas, los desequilibrios en el metabolismo materno o la exposición a metales pesados como el plomo y el mercurio se han relacionado con alteraciones sutiles del neurodesarrollo. Ninguno de estos factores actúa de forma aislada, ni causa autismo por sí solo, pero, junto con las predisposiciones genéticas, crean un panorama de riesgo.

Una dimensión intrigante de esta interacción es cómo el momento del diagnóstico puede reflejar la naturaleza de estas influencias genéticas y ambientales. Los niños con autismo vinculado a mutaciones genéticas más profundas, como las que afectan a los genes de andamiaje sináptico, suelen presentar diferencias de desarrollo tempranas y evidentes. Sus comportamientos difieren marcadamente de los hitos típicos de los primeros años de vida, lo que lleva a un diagnóstico temprano. Estos niños pueden presentar retrasos en el habla, problemas de coordinación motora y comportamientos repetitivos difíciles de pasar por alto. Su patrón de desarrollo neurológico está fuertemente influenciado por el determinismo genético, y el entorno desempeña un papel de apoyo o modificación, pero rara vez enmascara la condición por completo.

Por el contrario, los niños cuyo autismo surge de una acumulación más sutil de variantes genéticas, en interacción con factores ambientales, pueden desarrollar perfiles divergentes más lentamente. Su habla puede surgir a tiempo, sus juegos tempranos pueden no parecer inusuales, y solo a medida que aumentan las exigencias sociales en la infancia tardía o la adolescencia, las diferencias se hacen evidentes. Estos individuos diagnosticados más tarde a menudo enfrentan las trayectorias más complejas, ya que sus desafíos surgen en contextos cargados de comparación social, presión social y formación de identidad. El reconocimiento tardío no refleja un autismo menor, sino una trayectoria de neurodesarrollo que se intersecta con el entorno de maneras menos visibles.

El papel del entorno trasciende la biología y se extiende al ámbito de las condiciones sociales, que, si bien no son causas directas del autismo, influyen en la probabilidad de reconocimiento y diagnóstico. Un niño en un entorno con abundantes recursos, con atención pediátrica atenta y padres conscientes de los hitos del desarrollo, tiene más probabilidades de recibir un diagnóstico temprano. Otro niño en un entorno donde las diferencias se normalizan, se pasan por alto o se desestiman puede pasar años sin ser diagnosticado. En este caso, la biología y el entorno social se intersecan de maneras que determinan no la existencia del autismo, sino su visibilidad. Por lo tanto, el momento del diagnóstico no es simplemente una cuestión de biología, sino de contexto, acceso y conciencia.

Cuando los científicos intentan desentrañar las raíces del autismo, recurren cada vez más a estudios genéticos y epidemiológicos a gran escala. Los avances en la tecnología de secuenciación han permitido identificar genes de riesgo en miles de personas, mientras que los estudios poblacionales rastrean las correlaciones entre las exposiciones prenatales, las complicaciones del parto y los diagnósticos posteriores.

La imagen que emerge es de una extraordinaria complejidad: los genes proporcionan la base, el entorno moldea la estructura y el azar se entrelaza con ambos. Ninguna vía única explica el autismo, pero la convergencia de múltiples vías, cada una con un peso diferente en cada individuo, crea el diverso espectro de manifestaciones que observamos hoy.

Las familias que navegan por esta realidad a menudo se encuentran atrapadas entre la esperanza y el miedo. Los padres pueden someterse a pruebas genéticas, buscando claridad sobre la condición de su hijo o los riesgos para futuros hijos, solo para encontrar resultados no concluyentes o probabilísticos. Un marcador genético puede aumentar el riesgo, pero no garantiza el resultado, dejando a las familias en el limbo. De igual manera, las preguntas sobre la salud prenatal (enfermedades, medicamentos, hábitos alimenticios) pueden generar dudas dolorosas, aunque en realidad las causas del autismo son demasiado difusas y multifactoriales como para atribuir la responsabilidad a un solo factor. Los investigadores enfatizan, una y otra vez, que ni las decisiones de los padres ni los eventos individuales determinan el autismo; sin embargo, la necesidad humana de explicaciones impulsa a las personas a buscar causa y efecto donde la realidad son solo patrones de probabilidad.

Una de las conclusiones más importantes de décadas de investigación es que los genes y el entorno rara vez actúan de forma aislada. Operan en constante diálogo. Un niño con predisposición genética a una mayor excitabilidad neuronal podría no mostrar rasgos autistas a menos que la inflamación prenatal o los factores estresantes en la primera infancia amplifiquen dicha excitabilidad.

Otro niño puede no portar marcadores genéticos evidentes, pero, tras una prematuridad extrema o complicaciones perinatales graves, puede desarrollar rasgos similares al autismo. Otros pueden heredar factores de riesgo, pero prosperan en entornos acogedores donde las intervenciones tempranas y los contextos de apoyo mitigan los desafíos y resaltan las fortalezas. El autismo no es un destino indefinido; es la historia de la biología moldeada por los entornos en los que la vida comienza y se desarrolla.

Desde la perspectiva del tiempo, esta interacción entre genes y ambiente proyecta largas sombras. El niño diagnosticado a los tres años puede ser portador de mutaciones genéticas raras que hacen que sus diferencias sean imposibles de ignorar. El adolescente diagnosticado a los catorce años puede reflejar una base biológica más sutil que solo se entrecruzó con factores de estrés ambiental más adelante en su desarrollo. Los riesgos de padecer trastornos de salud mental, como la depresión o la ansiedad, suelen seguir estos patrones: quienes desarrollan autismo más tarde son más vulnerables, no porque sus genes sean más débiles, sino porque su trayectoria de desarrollo los dejó expuestos durante más tiempo sin reconocimiento, comprensión ni apoyo.

Es tentador imaginar que, a medida que la ciencia avanza, el rompecabezas se resolverá de una vez por todas, y que los investigadores algún día identificarán la combinación precisa de genes y desencadenantes ambientales responsables de cada caso. Pero el autismo se resiste a tal simplicidad. No es una condición única, sino un espectro nacido de innumerables variaciones en el patrón del neurodesarrollo. Cada individuo porta una constelación única de influencias, algunas genéticas, otras ambientales, algunas moldeadas por el azar. La tarea de la ciencia no es reducir esta complejidad a una única fórmula, sino mapearla con la suficiente claridad para que el apoyo pueda adaptarse a cada trayectoria.

La historia de las raíces del autismo es, en última instancia, la historia de la diversidad humana. Cada cerebro es el resultado de la interacción entre genes y entorno; cada niño, una mezcla de herencia y experiencia. El autismo representa uno de los muchos resultados posibles de ese diálogo, una vía alternativa en el terreno del neurodesarrollo. Verlo así no significa negar los desafíos que conlleva, sino reconocer que sus orígenes no son errores que deben eliminarse, sino variaciones que deben comprenderse. Cuando se diagnostica, ya sea temprano o tardío, es menos el descubrimiento de una enfermedad que el reconocimiento de un camino que comenzó mucho antes del nacimiento, grabado en los genes, moldeado por el útero y moldeado por las circunstancias.

En definitiva, los genes, la biología y el entorno forman una tríada de fuerzas, cada una necesaria para comprender, pero insuficiente por sí sola. Se entrecruzan, divergen y vuelven a converger, dejando dos historias distintas. El autismo surge de esta interacción, testimonio de la intrincada coreografía de la vida misma. La clave, tanto para la ciencia como para la sociedad, no reside en buscar incesantemente una única causa, sino en apreciar los distintos niveles de influencia que determinan cuándo se reconoce el autismo, cómo se manifiesta y qué significa para quienes viven su realidad.

Capítulo 5 – El espectro explicado

Cuando las personas escuchan por primera vez la palabra autismo, a menudo imaginan una imagen singular: un niño que evita el contacto visual, que prefiere las rutinas, que tiene dificultades para conectar de forma convencional. Pero el autismo nunca ha sido una imagen única. Siempre ha sido un mosaico, un conjunto de patrones y diferencias en constante expansión que desafían una categorización sencilla. La palabra "espectro" se eligió no por casualidad, sino por necesidad, porque no hay dos personas con autismo idénticas, y la gama de sus rasgos es más amplia de lo que la mayoría puede imaginar. Comprender el autismo requiere que nos alejemos de las definiciones fijas y nos adentremos en el espacio fluido donde coexisten fortalezas y desafíos, donde la identidad y el diagnóstico se entrelazan, y donde la edad en el momento del diagnóstico suele marcar la diferencia.

La historia del espectro comienza con la variabilidad. En una familia, puede haber un niño que habla con fluidez, pero que encuentra confusas las reglas de la interacción social, sin sarcasmo, tono ni expectativas tácitas. En otra, puede haber un niño que habla poco o nada, recurriendo en cambio a gestos, imágenes o tecnología para expresarse. Un adolescente puede prosperar académicamente, destacando en matemáticas o arte, mientras que le cuesta hacer amigos. Otro puede fallar en el aula, pero mostrar una memoria excepcional para la música, los patrones o los detalles mecánicos. Estas diferencias no son accidentales; son la esencia misma del autismo.

Los investigadores comenzaron a usar la metáfora del espectro a finales del siglo XX, no solo por la gran variedad de presentaciones clínicas, sino porque el mismo diagnóstico general parecía abarcar a individuos que, en épocas anteriores, jamás habrían sido incluidos en el mismo grupo. Un niño que antes se etiquetaba con "síndrome de Asperger", definido por un lenguaje intacto pero con importantes dificultades sociales, podría recibir hoy el mismo diagnóstico de trastorno del espectro autista que alguien con profundos retrasos en el desarrollo. La transición hacia un diagnóstico de espectro único en el DSM-5 fue controvertida, pero reconoció una realidad: el autismo no puede dividirse claramente en categorías. Se extiende a través de capacidades, edades y experiencias, como colores que se funden en un lienzo.

Los rasgos en sí mismos se dividen en dominios que a primera vista parecen consistentes: comunicación social, intereses restringidos y comportamientos repetitivos. Sin embargo, dentro de cada dominio, la variedad es inmensa. Tomemos como ejemplo la comunicación social. Algunas personas hablan con un estilo muy formal o pedante, memorizando frases o hechos y entretejiéndolos en la conversación con precisión. Otras pueden recurrir a guiones, repitiendo líneas de películas o libros para estructurar sus interacciones. Incluso otras pueden preferir el silencio, no por falta de reflexión, sino porque el lenguaje les resulta pesado, incómodo o innecesario. Lo que surge no es un déficit generalizado, sino una diferencia en cómo se procesa, interpreta y expresa el significado social.

Los intereses restringidos, a menudo descritos como obsesivos o inusuales, son otro ejemplo. Para un niño, esto puede manifestarse en un conocimiento enciclopédico de los dinosaurios, nombrando especies y períodos geológicos con facilidad.

Para otros, puede ser el estudio minucioso de horarios de trenes, mecánicas de videojuegos o mapas celestes. Los adultos también llevan adelante estas pasiones, a veces canalizándolas hacia carreras profesionales, otras veces hacia aficiones que les brindan una profunda alegría. Lo que se etiqueta como "restringido" en términos clínicos puede, en la vida real, convertirse en un pilar de identidad, una fuente de conocimiento, incluso un regalo para la comunidad en general.

Luego está el procesamiento sensorial, un rasgo a menudo subestimado por quienes no viven con él a diario. El zumbido de las luces fluorescentes, apenas perceptible para la mayoría, puede resultar ensordecedor para alguien en el espectro. La textura de ciertas telas puede resultar insoportable, lo que hace que vestirse sea una lucha diaria. Por el contrario, algunos pueden anhelar la información sensorial, buscando presión profunda, movimientos de balanceo o sonidos fuertes y rítmicos. Estos patrones sensoriales pueden moldear rutinas enteras, influyendo a dónde van las personas, qué comen y cómo interactúan con el mundo. Para un niño con diagnóstico temprano, la sobrecarga sensorial puede presentarse como crisis nerviosas en espacios llenos de gente. Para un adolescente diagnosticado más tarde, puede manifestarse como evitación, aislamiento social o ansiedad que confunde a maestros y padres que solo ven el comportamiento pero no sus raíces sensoriales.

El concepto de espectro ayuda a explicar por qué el autismo puede permanecer oculto durante años en algunas personas. Un niño cuyas habilidades verbales enmascaran sus dificultades sociales podría no ser reconocido hasta la adolescencia, cuando el mundo social se vuelve más complejo e implacable. Una niña cuyos intereses limitados se alinean con aficiones socialmente aceptables (lectura, animales, arte) podría pasar desapercibida durante más tiempo que un niño cuya fascinación por los objetos mecánicos se percibe como peculiar.

La variabilidad del espectro se cruza con las expectativas culturales y las normas de género, lo que significa que el momento del diagnóstico no es sólo una cuestión de biología, sino de cómo la sociedad interpreta el comportamiento.

La edad juega un papel crucial aquí. Los niños diagnosticados tempranamente a menudo muestran marcadores evidentes: retraso en el habla, falta de contacto visual, patrones motores inusuales o angustia profunda en entornos nuevos. Los padres lo notan, los médicos observan y los diagnósticos se realizan. Pero las personas diagnosticadas tardíamente, en particular aquellas con rasgos más sutiles, experimentan un desarrollo más lento. Los desafíos sociales pueden no manifestarse hasta que los compañeros esperan una comunicación matizada, sarcasmo o dinámicas de grupo complejas. Las luchas emocionales pueden no aflorar hasta que la adolescencia amplifica la autoconciencia y la comparación social. Es por eso que dos niños con autismo, ambos nacidos con diferencias en sus cerebros y genes, pueden recorrer caminos completamente diferentes dependiendo de cuándo el espectro se revele a los demás.

Las fortalezas en el espectro autista son tan vitales de reconocer como los desafíos. El reconocimiento de patrones es una de ellas, ya que permite a las personas ver conexiones que otros pasan por alto. Esto puede traducirse en habilidades excepcionales en matemáticas, programación, diseño o resolución de problemas. La creatividad a menudo florece de maneras inesperadas, y los pensadores autistas producen arte, música o literatura que transforma las perspectivas. La concentración también puede ser una fortaleza, con una concentración intensa aplicada a tareas que despiertan interés. Para algunos, esta concentración genera logros académicos; para otros, conduce a innovaciones en campos específicos. El mismo rasgo que puede causar rigidez en un contexto, como la insistencia en las rutinas, puede convertirse en persistencia y determinación en otro.

Comprender el espectro también requiere desmantelar estereotipos. El autismo no siempre es visible. No siempre se presenta como representaciones mediáticas de niños silenciosos meciéndose en rincones o genios peculiares resolviendo ecuaciones. Incluye a adultos que se casan, crían hijos y forjan carreras profesionales. Incluye a mujeres que camuflan sus diferencias durante décadas, solo para recibir un diagnóstico más adelante, cuando el agotamiento o la depresión revelan raíces más profundas. Incluye a personas cuyas voces no son verbales, pero que se comunican vívidamente a través de la tecnología o el arte. Hablar del autismo como un espectro es honrar su diversidad, no reducirlo a clichés.

Las implicaciones de esta diversidad son profundas. En educación, un enfoque universal fracasa estrepitosamente. Un niño que prospera con rutinas estructuradas puede flaquear en un aula flexible, mientras que otro que se resiste a los horarios rígidos puede destacar en el aprendizaje abierto. En el ámbito sanitario, los tratamientos diseñados para un extremo del espectro pueden no ser adecuados para quienes se encuentran en el otro. Y en salud mental, los factores de riesgo difieren marcadamente: quienes reciben un diagnóstico tardío suelen presentar tasas más altas de ansiedad, depresión y trauma, en parte porque sus diferencias pasaron desapercibidas durante años.

Los investigadores ahora comprenden que el espectro refleja no solo rasgos conductuales, sino también diversidad neurobiológica. Las imágenes cerebrales han demostrado que los patrones de conectividad difieren, con algunas regiones sobreconectadas y otras subconectadas en comparación con el desarrollo típico. Los genes asociados con la función sináptica, el crecimiento neuronal y la comunicación entre regiones cerebrales varían entre individuos.

Estos hallazgos refuerzan la verdad que los médicos clínicos han observado desde hace tiempo: el autismo no puede reducirse a una simple lista de verificación. Es, en esencia, un espectro de variación del neurodesarrollo moldeado por la biología, el entorno y la experiencia.

Las familias que navegan por el espectro autista aprenden rápidamente que la comparación no ayuda. Un padre puede oír a otro hablar de su hijo autista destacando en competiciones de matemáticas, mientras que a él le cuesta atarse los cordones o tolerar el ruido. Sin embargo, ambos niños pertenecen al espectro. Ambos tienen necesidades, fortalezas y un futuro que importa. Los profesionales también deben resistirse a las suposiciones, evitando la trampa de predecir resultados basándose únicamente en el diagnóstico. El espectro es dinámico; las personas crecen, se adaptan y cambian de maneras que ningún manual puede captar por completo.

La narrativa del autismo ha cambiado drásticamente en las últimas décadas, pasando de descripciones basadas en déficits al reconocimiento de la neurodiversidad. El concepto de espectro se alinea con este cambio, enfatizando que las diferencias no son solo deficiencias, sino variaciones en el desarrollo humano. Esto no significa ignorar los verdaderos desafíos: muchas personas enfrentan barreras que requieren un apoyo significativo. Pero sí significa reconocer que el autismo no solo trae dificultades, sino también perspectivas y contribuciones que enriquecen a las comunidades.

Al considerar la importancia del momento del diagnóstico, el marco del espectro ofrece claridad. Quienes se encuentran en un extremo pueden ser identificados rápidamente, recibir intervenciones tempranas y, en ocasiones, beneficiarse de terapias que facilitan la comunicación o las dificultades sensoriales.

Quienes presentan rasgos más sutiles pueden pasar años sin ser reconocidos, internalizando sentimientos de fracaso o alienación. Para cuando llega el diagnóstico, los problemas de salud mental pueden haber agravado las diferencias originales. El espectro nos ayuda a comprender por qué sucede esto: porque el autismo no es una sola vía, sino muchas, y la visibilidad de los rasgos depende de dónde se encuentre la persona en ese espectro.

El autismo, en definitiva, no es un rompecabezas por resolver, sino un espectro por comprender. Reconocer esto implica alejarse de las definiciones estrechas y acercarse a la compasión. Es aceptar que el desarrollo humano se manifiesta de múltiples maneras, que las fortalezas y los desafíos pueden coexistir, y que la edad del diagnóstico es solo una parte de una historia mucho más amplia. El espectro garantiza que ninguna narrativa predomine, recordándonos que el autismo no se trata de encajar en categorías, sino de aceptar la complejidad. La frase "en el espectro" capta este espíritu, aunque corre el riesgo de simplificarlo demasiado. Sugiere un continuo, un lugar donde las personas no son clasificadas, sino reconocidas por su diversidad. Habla de una realidad donde las diferencias en la comunicación social, el procesamiento sensorial, la concentración y la creatividad no son anomalías, sino parte del vasto panorama de la mente humana. Comprender el autismo es aceptar que el espectro es real, que moldea vidas de maneras profundas y que su propia amplitud es lo que lo hace desafiante y extraordinario.

Al observar las vidas de aquellos diagnosticados tempranamente y de aquellos reconocidos más tarde, el espectro seguirá siendo nuestro marco guía.

Es la lente a través de la cual vemos por qué algunos rasgos emergen rápidamente y otros solo bajo presión. Es la razón por la que un niño recibe apoyo y otro es ignorado. Y es el recordatorio de que el autismo no se limita a la infancia ni a categorías, sino que se extiende a lo largo de toda la vida, a través de identidades, a través del infinito espectro de posibilidades humanas.

Capítulo 6 – Detección de señales tempranas

Mucho antes de que se mencionara el término "trastorno del espectro autista", los padres solían percibir que algo andaba mal en sus hijos. La intuición del cuidador, la silenciosa conciencia de que un niño no responde como se esperaba, suele surgir mucho antes de que se realicen diagnósticos formales. Para cuando un niño llega a la edad preescolar, las primeras señales suelen haber estado presentes durante meses o años, sutiles y fácilmente pasadas por alto, pero significativas en retrospectiva. Detectar estas señales tempranas puede marcar la diferencia entre años de lucha en silencio y una vida forjada con apoyo e intervención oportunos.

Los primeros signos de autismo suelen aparecer en la interacción social. Algunos bebés no responden de forma consistente a su nombre, se dan la vuelta o no registran el sonido como lo harían otros niños. Los padres pueden recordar haberlo llamado repetidamente, observando al niño permanecer concentrado, impasible ante estímulos externos. El contacto visual es otro indicador crucial. Si bien la mayoría de los bebés buscan y sostienen la mirada de sus cuidadores de forma natural, algunos niños con autismo la evitan, pasando por alto las caras o concentrándose en los objetos del entorno. Estos patrones pueden parecer insignificantes al principio, descartados como timidez, ensoñación o distracción temporal. Sin embargo, forman parte de un conjunto más amplio de comportamientos que reflejan diferencias en el procesamiento social.

La comunicación es otra área donde se manifiestan los primeros signos. El desarrollo del habla puede retrasarse o el balbuceo puede parecer inusual, carente de la variación melódica típica de la vocalización infantil. Algunos niños no gesticulan con naturalidad, señalando o saludando con la mano menos de lo esperado para su edad. Otros desarrollan el lenguaje a tiempo, pero lo utilizan de forma atípica: repiten frases textualmente, repiten palabras sin intención aparente o centran las conversaciones en temas específicos. Estas diferencias suelen ser los primeros momentos en que los padres se dan cuenta de que el desarrollo de su hijo puede no seguir el camino convencional.

Los patrones de juego inusuales ofrecen más pistas. Mientras que la mayoría de los niños pequeños participan en juegos de simulación, imitando la conducta de un adulto al alimentar a una muñeca o al conducir un coche de juguete, los niños con autismo suelen interactuar de forma diferente con los objetos. Pueden alinear los juguetes, girar las ruedas repetidamente o centrarse intensamente en un solo aspecto de un juguete en lugar de explorar todo su potencial. Este comportamiento puede parecer obsesivo o rígido, pero también puede reflejar una intensa curiosidad y compromiso con un área de interés específica. Al observar estos patrones a lo largo del tiempo, los profesionales suelen notar que el juego del niño no evoluciona como se esperaba, permaneciendo repetitivo o limitado, incluso mientras sus compañeros exploran escenarios imaginativos.

La sensibilidad sensorial es otro sello distintivo de los primeros signos. Algunos niños reaccionan con intensidad a estímulos cotidianos (sonidos, texturas, luces u olores), mostrando una angustia que puede parecer desproporcionada a los cuidadores. Otros pueden parecer poco receptivos, mostrando poca reacción a estímulos que suelen provocar respuestas intensas, como el dolor, el frío o el contacto social.

Estas variaciones en el procesamiento sensorial pueden complicar las rutinas diarias, dificultando la alimentación, el vestirse o el sueño. Para las familias, estos desafíos pueden ser la primera evidencia tangible de que su hijo experimenta el mundo de manera diferente.

El desarrollo motor también proporciona indicadores tempranos. Algunos niños muestran torpeza, retrasos al gatear o caminar, o posturas y movimientos inusuales. El aleteo de manos, el balanceo o los gestos repetitivos suelen aparecer antes de los dos años, y aunque observadores casuales pueden desestimar estos comportamientos como peculiaridades, los profesionales capacitados los reconocen como patrones que frecuentemente acompañan al autismo. Estas señales motoras a menudo interactúan con rasgos sociales y sensoriales, creando una constelación de comportamientos que, en conjunto, indican la necesidad de una observación más atenta.

La detección temprana en la vida real rara vez ocurre mediante una sola observación. Más bien, es un proceso de acumulación. Pediatras, terapeutas y educadores observan grupos de comportamientos a lo largo del tiempo, comparando el desarrollo con hitos típicos y notando desviaciones que persisten en diferentes entornos. Los ejemplos de casos ilustran este proceso. Una madre recordó que su hijo, a los dieciocho meses, alineaba sus carritos de juguete en el alféizar de la ventana durante horas, sin participar nunca en escenarios imaginativos. Rara vez la miraba a los ojos, y cuando le hablaban, parecía absorto en un mundo paralelo. Estos patrones la llevaron a plantear sus preocupaciones al pediatra, quien remitió a la familia para una evaluación, lo que resultó en un diagnóstico a los dos años. El reconocimiento temprano permitió intervenciones que apoyaron la comunicación social y la regulación sensorial, moldeando fundamentalmente la trayectoria de desarrollo del niño.

Otro ejemplo es el de un niño pequeño cuyo retraso en el habla suscitó preocupación inicial. A diferencia del primer caso, este niño establecía contacto visual frecuente y participaba en juegos de simulación, pero mostraba una intensa sensibilidad a los sonidos, tapándose los oídos ante ruidos domésticos comunes. Su madre notó frases repetitivas y gestos inusuales con las manos durante el juego. La combinación de diferencias en la comunicación, sensibilidad sensorial y comportamientos repetitivos condujo a una evaluación antes de los tres años. El diagnóstico temprano permitió implementar terapia ocupacional y apoyo lingüístico, facilitando las interacciones diarias y reduciendo la frustración tanto del niño como de la familia.

Los patrones de los primeros signos no son idénticos en todos los niños. Las niñas, en particular, suelen mostrar diferencias más sutiles. Algunas desarrollan el lenguaje a tiempo y mantienen el contacto visual con mayor regularidad, enmascarando dificultades sociales que, sin embargo, están presentes. Sus intereses restringidos pueden coincidir con actividades socialmente aceptadas, lo que dificulta su detección. Estos niños suelen pasar desapercibidos hasta que las presiones de la escuela o la adolescencia ponen de relieve las discrepancias sociales, resaltando la interacción entre los rasgos individuales, las normas de género y el momento del diagnóstico. En cambio, los niños reciben un diagnóstico temprano con mayor frecuencia, quizás debido a comportamientos tempranos más evidentes o porque las diferencias sociales chocan con las expectativas de forma observable.

Tanto los padres como los profesionales deben estar atentos a combinaciones de comportamientos en lugar de incidentes aislados. Un solo retraso en un hito, un momento de evasión ocular o una breve rabieta rara vez bastan para indicar autismo. Sin embargo, cuando estas señales se agrupan y persisten durante meses, sugieren un patrón que requiere atención.

Las herramientas de detección, los cuestionarios estandarizados y las observaciones estructuradas ayudan a identificar estos grupos, pero dependen de una documentación cuidadosa y de la participación de los cuidadores que mejor conocen a su hijo.

La detección temprana se refuerza mediante campañas de concientización y capacitación para profesionales pediátricos. En comunidades donde los profesionales están capacitados para reconocer los primeros signos, la edad de diagnóstico ha disminuido significativamente en las últimas dos décadas. Las revisiones pediátricas incluyen cada vez más evaluaciones del desarrollo, que registran no solo hitos generales como caminar y hablar, sino también comportamientos más sutiles como la atención conjunta, la gesticulación y la respuesta a señales sociales. Estas evaluaciones estructuradas complementan las observaciones de los padres, creando una visión más completa del desarrollo temprano.

A pesar de la disponibilidad de herramientas, la detección en la vida real sigue siendo desigual. Las familias en zonas rurales o marginadas pueden carecer de acceso a especialistas o encontrarse con respuestas despectivas cuando se les plantean inquietudes. Los factores culturales también influyen; en algunas comunidades, las diferencias en el desarrollo se normalizan o estigmatizan, lo que retrasa la evaluación y el diagnóstico. En estos casos, los niños que podrían haberse beneficiado de una intervención temprana permanecen sin diagnóstico, y sus comportamientos se interpretan como peculiaridades o rasgos de personalidad en lugar de indicadores de diferencias en el desarrollo neurológico.

El momento de la aparición de los primeros signos también varía según factores biológicos y genéticos. Los niños con mutaciones genéticas más pronunciadas que afectan el desarrollo cerebral suelen presentar signos antes de los dos años, mientras que aquellos con variantes más sutiles pueden manifestar diferencias solo bajo exigencias sociales o sensoriales complejas.

Factores ambientales, como la salud prenatal, las complicaciones del parto y la exposición temprana a factores estresantes, pueden amplificar o enmascarar estos comportamientos. Por lo tanto, la edad en que se hacen visibles los primeros signos es una intersección dinámica entre la biología, el entorno y el contexto, lo que refuerza la idea de que la detección es tanto un arte como una ciencia.

Una vez detectados los primeros signos, se inicia el proceso de intervención. Las familias pueden consultar con pediatras, quienes las derivan a especialistas en desarrollo, logopedas, terapeutas ocupacionales y psicólogos. Las evaluaciones multidisciplinarias documentan los patrones de comportamiento, el procesamiento sensorial, las habilidades motoras y la interacción social, a menudo combinando la observación estructurada con entrevistas a los padres y pruebas estandarizadas. Los programas de intervención temprana, que abarcan desde la terapia del habla y el lenguaje hasta el análisis conductual aplicado y el apoyo ocupacional, tienen como objetivo fortalecer la comunicación social, reducir el estrés y promover la independencia. Estas intervenciones son más eficaces cuando se inician en cuanto se observan signos consistentes, aprovechando la plasticidad cerebral en los primeros años.

La experiencia de la detección temprana influye profundamente en la vida familiar. Los padres pueden sentir alivio al tener una explicación para comportamientos observados hace tiempo, incluso mientras enfrentan la ansiedad por el futuro. Los hermanos, la familia extendida y los cuidadores deben adaptarse a rutinas que incorporen terapias y adaptaciones.

Sin embargo, los beneficios son tangibles: los niños que reciben apoyo temprano suelen demostrar una mejor comunicación, menor ansiedad y mayor capacidad de interacción social. Por lo tanto, reconocer las señales tempranas no es meramente diagnóstico, sino transformador e influye en la trayectoria de crecimiento, la salud mental y la calidad de vida.

Los maestros y educadores de primera infancia también desempeñan un papel fundamental. En entornos preescolares y de aprendizaje temprano, los educadores que comprenden los indicadores del autismo pueden reconocer patrones de diferencias sociales, comunicativas y sensoriales, lo que genera inquietudes en las familias y proporciona estrategias de apoyo en el aula. Las modificaciones en los entornos de aprendizaje, desde rutinas estructuradas hasta adaptaciones sensoriales, pueden mejorar significativamente la participación y reducir el estrés conductual. Cuando los educadores colaboran con las familias, es más probable que las señales tempranas se interpreten con precisión, lo que permite intervenciones oportunas que se alinean con el perfil de desarrollo único del niño.

La tecnología complementa cada vez más la observación tradicional. El análisis de video de las interacciones en el hogar, los hitos del desarrollo registrados por los padres y las herramientas de detección asistidas por IA ofrecen nuevas vías para la detección temprana, especialmente en contextos donde escasean los especialistas. Estas herramientas pueden identificar desviaciones sutiles en la mirada, el movimiento y la vocalización que de otro modo podrían pasar desapercibidas, lo que proporciona un apoyo adicional a familias y profesionales. Sin embargo, incluso con la tecnología, la observación humana sigue siendo fundamental. La experiencia vivida por los cuidadores, los patrones que observan día tras día, suele ser la primera señal de que algo requiere una exploración más profunda.

Comprender las señales tempranas también es esencial para definir las expectativas. Los padres que reconocen que las diferencias de sus hijos forman parte de un espectro del neurodesarrollo pueden abordar las intervenciones con claridad y enfoque. Pueden valorar las fortalezas al tiempo que abordan los desafíos, fomentando una perspectiva equilibrada que prioriza el potencial en lugar de las limitaciones. Por lo tanto, la detección temprana funciona no solo como una puerta de entrada a las terapias, sino también como una base para la comprensión familiar, moldeando actitudes hacia el aprendizaje, el desarrollo social y el bienestar emocional.

En resumen, detectar las primeras señales es un proceso complejo y con múltiples matices. Implica prestar atención a las conductas sociales, comunicativas, sensoriales y motoras, considerar patrones a lo largo del tiempo y ser consciente de la variabilidad individual y cultural. Los ejemplos de casos demuestran cómo el reconocimiento temprano puede alterar las trayectorias del desarrollo, mientras que la investigación subraya la interacción crucial entre la genética, el entorno y el contexto. El momento oportuno es importante: cuanto antes se detecten y aborden las señales, mayor será la oportunidad de intervención para promover el crecimiento, la resiliencia y la calidad de vida. Sin embargo, el espectro es amplio y la trayectoria de cada niño es única. La detección temprana no se trata de etiquetar, sino de comprender, apoyar y nutrir el potencial de maneras que respeten la individualidad y aborden las necesidades.

Capítulo 7 – Los padres como detectives

Mucho antes de que se realice un diagnóstico formal, los padres suelen desempeñar el papel de observadores silenciosos, catalogando cuidadosamente los comportamientos, descifrando patrones y percibiendo discrepancias que otros podrían pasar por alto. Son, en esencia, detectives en el complejo panorama del desarrollo infantil, siguiendo las pistas que surgen en las salas de estar, los patios de recreo y las aulas. Los instintos de estos cuidadores rara vez son accidentales. Meses e incluso años de observación íntima les proporcionan un conocimiento que ninguna prueba estandarizada puede capturar por completo. Mientras que los profesionales clínicos se basan en listas de verificación, los padres llevan la narrativa, el registro vivo de cada mirada, gesto e interacción.

La investigación comienza sutilmente. Una madre puede notar que su bebé rara vez la mira a los ojos, volviéndose hacia los juguetes que giran o el destello de las sombras en la pared. Un padre puede observar que su hijo pequeño repite las mismas frases una y otra vez, no como imitación, sino como un ritual, un patrón que parece satisfacer algún ritmo interno. Estas observaciones suelen ir acompañadas de una incómoda sensación de que algo no marcha como debería, aunque la naturaleza precisa de la diferencia sigue siendo esquiva. Los padres aprenden a confiar en sus instintos, catalogando las anomalías junto con los comportamientos comunes, construyendo gradualmente un archivo mental que luego guiará las conversaciones con pediatras y especialistas.

La sospecha suele conllevar su propia carga emocional. Los cuidadores oscilan con frecuencia entre la esperanza y el miedo, preguntándose si están exagerando o si son los únicos que ven lo evidente. El proceso es agotador; cada hito que se pierde o comportamiento inusual se examina una y otra vez, comparándolo con gráficos de desarrollo, relatos anecdóticos y consejos de amigos o comunidades en línea. Algunos padres confían en sus familiares, mientras que otros mantienen sus preocupaciones en silencio, temiendo ser juzgados o malinterpretados. Esta investigación interna, rigurosa y profundamente personal, suele ser el primer paso hacia el reconocimiento formal del autismo.

Los ejemplos de casos ilustran este proceso vívidamente. Una familia recordaba que su hija, a los dieciocho meses, rara vez señalaba objetos ni intentaba llamar la atención sobre lo que le parecía interesante. Había empezado a hablar algunas palabras, pero su lenguaje parecía superficial, sin la naturalidad que se espera en las conversaciones tempranas. Cuando sus amigos comentaban su aparente independencia, sus padres sentían alivio y preocupación a la vez: alivio por su "inteligencia" y preocupación por su retraso en el desarrollo social. Estas impresiones contradictorias son comunes y reflejan la realidad matizada de los primeros signos del autismo: las fortalezas y las dificultades coexisten, a menudo enmascarándose mutuamente.

La defensa que sigue a la detección parental es en sí misma un acto de valentía y perseverancia. Las familias deben navegar por sistemas médicos que a menudo son lentos, burocráticos o poco familiarizados con las diferentes presentaciones del autismo. Los pediatras pueden atribuir inicialmente las preocupaciones al temperamento, la timidez o el retraso en el habla, que luego se pondrán al día.

Las escuelas pueden interpretar las conductas como una búsqueda de atención o un desafío, en lugar de como manifestaciones de una diferencia en el desarrollo neurológico. En estos contextos, los padres se convierten en investigadores y defensores, recopilando notas, grabando videos y presentando patrones con claridad y coherencia. Sus observaciones no son meramente anecdóticas; constituyen datos cruciales que orientan la evaluación y la intervención.

El recorrido emocional de los padres en este rol es profundo. La sospecha inicial suele estar teñida de culpa y duda. ¿Podrían haber actuado de otra manera? ¿Se estaban saltando pasos cruciales en nutrición, socialización o estimulación? A medida que se acumulan las pruebas, la sospecha puede convertirse en reconocimiento, y el reconocimiento en validación. Cuando finalmente se confirma un diagnóstico, la experiencia puede evocar alivio, dolor y una compleja mezcla de esperanza y aprensión. El alivio proviene de comprender la diferencia, de nombrarla y de la posibilidad de recibir apoyo específico. El dolor surge de afrontar la realidad de que el desarrollo del niño seguirá un camino no tradicional, que puede incluir desafíos a los que la familia deberá adaptarse continuamente.

En situaciones reales, los padres suelen actuar como puentes entre el hogar y la práctica clínica. Proporcionan historias clínicas detalladas, describen patrones de comportamiento a lo largo del tiempo y contextualizan las anomalías en el entorno general del niño. Un padre puede describir el aleteo repetitivo de las manos de un niño pequeño, señalando cuándo y por qué ocurre, cómo interactúa con los estímulos sensoriales y qué estrategias ayudan al niño a autorregularse. Los profesionales clínicos se basan en esta información contextualizada porque ninguna instantánea en una clínica capta la amplitud de la experiencia vivida por un niño. Por lo tanto, la labor investigadora de los padres es esencial para un diagnóstico preciso y oportuno.

La observación a menudo trasciende los comportamientos individuales y abarca patrones de interacción. Los padres observan cómo su hijo responde a sus compañeros, cómo se manifiesta la frustración y cómo la curiosidad impulsa la participación. Un padre recordó haber observado a su hijo en un parque infantil y notó que, mientras otros niños creaban juegos y compartían juguetes con fluidez, su hijo construía estructuras complejas solo, absorto en reglas y repeticiones que solo él entendía. Este patrón no era un incidente aislado, sino parte de un conjunto más amplio de comportamientos (diferencias sociales, tendencias repetitivas e intereses específicos) que, en última instancia, formaron la base de la evaluación.

La tecnología ha mejorado la capacidad de investigación de los padres en los últimos años. Los teléfonos inteligentes permiten documentar en video comportamientos que, de otro modo, serían fugaces o específicos del contexto. Los padres graban patrones de habla, actividades de juego e interacciones sociales, lo que proporciona evidencia que puede complementar la observación clínica. Las comunidades en línea ofrecen apoyo, perspectiva y comparación, permitiendo a los padres ver que las diferencias de sus hijos, aunque únicas, existen dentro de patrones reconocibles. Sin embargo, la herramienta más poderosa sigue siendo la observación cuidadosa y constante a lo largo del tiempo. Los padres que registran patrones a lo largo de días, semanas y meses proporcionan la información más valiosa para los profesionales clínicos encargados de interpretar los comportamientos y hacer recomendaciones.

La función de defensa a menudo se entrelaza con el trabajo emocional. Los padres no solo recopilan datos, sino que también traducen sus observaciones en solicitudes de evaluación, terapia o adaptaciones.

Este proceso requiere persistencia, claridad y resiliencia emocional, especialmente al enfrentarse a profesionales que pueden minimizar las preocupaciones o retrasar las derivaciones. Estudios de caso demuestran cómo la insistencia de los padres puede conducir a un diagnóstico e intervención más tempranos, lo que altera significativamente los resultados del desarrollo. Una familia que notó diferencias sutiles en la reciprocidad social y los patrones de juego de su hijo de dos años persistió en repetidas consultas pediátricas, logrando finalmente una intervención temprana que abordó los retrasos del lenguaje, la sensibilidad sensorial y la interacción social. El niño, ahora en primaria, mostró una notable mejora en la comunicación y las habilidades de afrontamiento, un progreso que podría haberse retrasado sin la intervención de los padres.

Los padres suelen desarrollar métodos sofisticados para rastrear e interpretar las conductas. Pueden llevar diarios que detallan las interacciones diarias, anotando los patrones de sueño, las respuestas a los estímulos o las reacciones emocionales. Pueden observar cómo los factores ambientales (ruido, iluminación, contexto social) afectan las conductas y documentar las intervenciones que favorecen su regulación. Este registro longitudinal detallado ofrece una perspectiva sobre patrones que evolucionan gradualmente, revelando las señales sutiles que permiten distinguir la variabilidad típica de las diferencias en el desarrollo neurológico. Es en estos registros donde la investigación se vuelve medible, práctica y, en última instancia, transformadora.

La resonancia emocional de este viaje es innegable. Muchos padres experimentan un profundo vínculo con el rol de detective, una mayor sintonía con las experiencias, necesidades y desencadenantes de sus hijos. Se convierten en expertos en comportamientos, especialistas en rutinas y defensores en los sistemas médicos y educativos. Sin embargo, esta intimidad también puede intensificar el estrés.

El peso de la vigilancia, la presión de la defensa y la incertidumbre de los resultados futuros se combinan para crear un panorama emocional que requiere resiliencia, apoyo y comprensión. Las familias a menudo recurren a redes de apoyo, terapia personal y comunidades de pares para sostener los esfuerzos a largo plazo que requiere el reconocimiento y la intervención temprana.

Los padres, como detectives, también influyen en la narrativa general del autismo. La detección temprana se asocia sistemáticamente con mejores resultados, tanto en el progreso del desarrollo como en la salud mental. Las intervenciones iniciadas durante la edad preescolar aprovechan la neuroplasticidad, mejorando la comunicación, la comprensión social y las habilidades adaptativas. Las familias que detectan las diferencias a tiempo y buscan una evaluación ayudan a sus hijos a acceder a terapias que, de otro modo, podrían retrasarse años. En este sentido, la perspectiva parental no es un complemento de la práctica clínica; es fundamental, ya que proporciona la primera chispa de concienciación que guía todos los pasos posteriores.

Las narrativas de casos resaltan la diversidad del trabajo detectivesco parental. Una madre recordó haber rastreado los patrones de juego inusuales de su hija: ordenar las muñecas por tamaño y color, repetir diálogos de sus programas favoritos y evitar participar en juegos grupales. Combinó la observación minuciosa con la investigación, consultando guías pediátricas, recursos en línea y grupos de apoyo locales. Cuando los comportamientos repetitivos y las diferencias lingüísticas de la niña persistieron, solicitó una evaluación, lo que resultó en un diagnóstico de autismo antes de los tres años. La intervención temprana incluyó terapia del habla, apoyo en habilidades sociales y adaptaciones sensoriales, lo que en conjunto mejoró la participación y la confianza de la niña.

La madre reflexionó más tarde que confiar en sus instintos y documentar los comportamientos había sido fundamental para lograr el apoyo oportuno.

En otro caso, un padre observó que su hijo, aunque con un dominio verbal avanzado, mostraba una intensa sensibilidad al ruido y tenía dificultades para interactuar con sus compañeros. Inicialmente, los maestros del niño desestimaron estos comportamientos, considerándolos timidez o temperamento, pero la cuidadosa documentación del padre (gráficos, notas anecdóticas y grabaciones de video) proporcionó evidencia convincente. Posteriormente, se realizó una intervención temprana, enfocada en la ansiedad, la reciprocidad social y las adaptaciones ambientales. Con el tiempo, el niño desarrolló estrategias de afrontamiento y una mayor resiliencia, lo que demuestra cómo la labor investigadora de los padres se tradujo directamente en un apoyo significativo para su desarrollo.

El rol de detective se extiende más allá de la evaluación formal y abarca la defensa continua. Los padres continúan monitoreando el progreso, identificando los desafíos emergentes y garantizando que las intervenciones evolucionen para adaptarse a los cambios en el desarrollo. Negocian con las escuelas para implementar planes educativos individualizados, trabajan con los terapeutas para ajustar la intensidad de la terapia y anticipan las transiciones, como el paso de preescolar a primaria, que pueden presentar nuevas exigencias sociales o sensoriales. En cada una de estas etapas, las habilidades desarrolladas en la observación temprana (atención al detalle, reconocimiento de patrones e interpretación de señales sutiles) siguen siendo fundamentales para apoyar el crecimiento y el bienestar del niño.

La labor investigadora de los padres también subraya la importancia de escuchar la experiencia vivida. Si bien los profesionales clínicos aportan experiencia en diagnóstico e intervención, los padres aportan contexto, antecedentes y observación continua que no se pueden replicar en las visitas clínicas. Su percepción suele ser el indicador más temprano y fiable de las diferencias en el desarrollo neurológico, y cuando se respeta e integra en la práctica clínica, acelera la identificación y maximiza la eficacia de las intervenciones tempranas.

Confiar en la perspectiva de los padres requiere humildad por parte de los profesionales. Pediatras, terapeutas y educadores deben equilibrar la evaluación objetiva con la capacidad de respuesta a las observaciones de los cuidadores. Ignorar las preocupaciones de los padres, ya sea por incredulidad, limitaciones de tiempo o suposiciones sobre el desarrollo típico, corre el riesgo de retrasar el diagnóstico y la intervención. Por el contrario, cuando se trata a los padres como colaboradores esenciales, su labor investigadora enriquece el proceso de evaluación, mejora la comprensión de las fortalezas y dificultades del niño y fomenta la planificación colaborativa de la terapia y el apoyo.

En definitiva, los padres como detectives ejemplifican el enfoque proactivo y comprometido que transforma la sospecha en acción. Sus observaciones, apoyo y persistencia son fundamentales para la identificación temprana del autismo, el inicio de intervenciones oportunas y el apoyo continuo al desarrollo durante la infancia. El rol del detective no es meramente funcional; es profundamente relacional, arraigado en el amor, el cuidado y el compromiso de comprender la experiencia del niño.

A través de una observación meticulosa, una documentación cuidadosa y una defensa firme, los padres iluminan el camino a seguir, uniendo la intuición con la experiencia profesional y garantizando que los niños reciban el reconocimiento y el apoyo que necesitan para prosperar.

La narrativa de la detección parental no es lineal. Se desarrolla a lo largo de meses y años, marcada por momentos de claridad, frustración, alivio e incertidumbre. Es un recorrido en el que los padres aprenden a observar sin juzgar, interpretar sin suposiciones y defender sus derechos sin miedo. Las historias de familias que detectan diferencias a tiempo ponen de relieve una profunda verdad: los padres suelen ser los primeros y más eficaces defensores, los testigos iniciales y más perspicaces de patrones de comportamiento que podrían indicar autismo. Su labor investigadora transforma la consciencia en intervención, moldeando la trayectoria del desarrollo y, en última instancia, alterando el curso de la vida de un niño.

Capítulo 8 – Vías de diagnóstico temprano

El camino desde la detección de las primeras señales hasta la recepción de un diagnóstico formal de autismo suele ser estructurado y desigual, marcado por protocolos clínicos, la defensa parental y barreras sistémicas. Si bien los padres pueden detectar diferencias sutiles en el comportamiento, el sistema médico proporciona el marco mediante el cual estas observaciones se validan, se comprenden y se actúa en consecuencia. Las evaluaciones pediátricas, las listas de verificación del desarrollo y las vías de derivación sirven como canales oficiales; sin embargo, el camino rara vez es lineal. Está determinado por el acceso, la concienciación, las percepciones culturales y los factores socioeconómicos, creando un panorama complejo que determina si la intervención temprana se convierte en una realidad o se queda en una esperanza postergada.

La atención pediátrica de rutina sirve como la primera intersección entre el desarrollo del niño y el sistema médico formal. Las visitas de control, programadas a intervalos regulares desde la infancia hasta la primera infancia, tienen como objetivo no solo monitorear la salud física, sino también dar seguimiento a los hitos del desarrollo. Los pediatras utilizan evaluaciones estructuradas para detectar posibles retrasos en el habla, las habilidades motoras y la interacción social. Estas evaluaciones, a menudo implementadas con herramientas validadas como la Lista de Verificación Modificada para el Autismo en Niños Pequeños (M-CHAT), solicitan a los cuidadores que reporten comportamientos como la respuesta al nombre, el señalamiento, los gestos, la imitación y el contacto visual. Una sola "señal de alerta" puede no inducir una acción inmediata, pero conjuntos de comportamientos, documentados a lo largo del tiempo, indican la necesidad de una evaluación más profunda.

El uso de listas de verificación de señales de alerta se ha vuelto fundamental para la detección temprana. Estas herramientas sintetizan años de investigación sobre comportamientos observables que se correlacionan con las diferencias en el desarrollo neurológico. Se pide a los cuidadores que observen si su hijo participa en juegos simbólicos, responde a señales sociales, sigue instrucciones sencillas o realiza acciones repetitivas. Los pediatras interpretan estas respuestas en el contexto de las normas de desarrollo, observando directamente al niño para confirmar los informes de los padres. Las listas de verificación no constituyen diagnósticos definitivos, sino instrumentos de cribado que identifican a los niños que requieren una evaluación integral.

Los sistemas de derivación conectan a las familias con especialistas capacitados para realizar evaluaciones detalladas. Pediatras del desarrollo, psicólogos infantiles, neurólogos y logopedas forman equipos multidisciplinarios que examinan al niño en múltiples áreas. Las evaluaciones suelen combinar pruebas estandarizadas con observaciones estructuradas y entrevistas con los cuidadores. Este enfoque integral garantiza que las variaciones sutiles en el comportamiento se interpreten con precisión, diferenciando el autismo de otras diferencias del desarrollo o del comportamiento. Las familias que siguen con éxito estas vías de derivación suelen acceder a la intervención antes, lo que demuestra cómo la infraestructura médica desempeña un papel fundamental en la definición de los resultados del desarrollo.

A pesar de la existencia de estas vías, existen importantes barreras que impiden el diagnóstico oportuno de muchos niños. Las disparidades geográficas limitan el acceso a especialistas, especialmente en zonas rurales o marginadas.

Las familias pueden enfrentarse a largos tiempos de espera, dificultades para desplazarse o escasez de profesionales capacitados en detección temprana. Incluso cuando existen pruebas pediátricas disponibles, las familias pueden encontrarse con una implementación inconsistente, ya que algunas clínicas se adhieren estrictamente a los protocolos recomendados y otras se basan en criterios subjetivos. Estas brechas en el acceso generan desigualdades, dejando a algunos niños sin una evaluación oportuna y retrasando las intervenciones que podrían influir en el desarrollo temprano crítico.

Las percepciones culturales también influyen en las vías de diagnóstico temprano. En algunas comunidades, las diferencias en el desarrollo se normalizan, atribuyéndolas al temperamento, la timidez o la personalidad, en lugar de reconocerlas como indicadores de diferencias en el neurodesarrollo. En otras, el estigma puede disuadir a las familias de buscar una evaluación, lo que genera temor a que un diagnóstico etiquete al niño o refleje una mala imagen de la crianza. Estos factores culturales se entrelazan con el sistema médico, lo que afecta la probabilidad de que los cuidadores planteen sus inquietudes, cumplan con las recomendaciones de derivación o busquen opciones de intervención. En algunas regiones se han implementado campañas de concienciación y estrategias de comunicación culturalmente sensibles para contrarrestar estas barreras; sin embargo, las disparidades siguen siendo considerables.

Los factores socioeconómicos agravan los desafíos. Las familias con recursos económicos limitados pueden tener dificultades para costear consultas con especialistas, sesiones de terapia o transporte a centros de evaluación. La cobertura del seguro médico varía considerablemente, lo que afecta la disponibilidad de evaluaciones e intervenciones continuas. Los niños de familias con bajos ingresos suelen ser diagnosticados más tarde que los de familias más adineradas, a pesar de presentar síntomas tempranos similares.

Este retraso aumenta el riesgo de que las dificultades de conducta se agraven, los desafíos sociales se agraven y puedan surgir consecuencias para la salud mental antes de que se inicie la intervención.

A pesar de estos obstáculos, las vías de diagnóstico temprano han mejorado notablemente en las últimas décadas. Los pediatras reciben una formación cada vez mayor en la vigilancia del desarrollo, las campañas de salud pública conciencian a los cuidadores y se han perfeccionado las herramientas de detección para mejorar su precisión y accesibilidad. Los programas que integran evaluaciones del desarrollo en la atención primaria rutinaria han demostrado éxito en la identificación de niños en riesgo antes de los tres años, lo que permite la intervención durante un período crítico de neuroplasticidad. Se hace hincapié en la monitorización proactiva, dotando a los cuidadores de conocimientos y a los profesionales clínicos de herramientas estandarizadas para actuar ante los primeros signos.

Estudios de caso ilustran cómo funcionan estas vías en la práctica. Una familia describió haber notado comportamientos de juego inusuales en su hijo de dos años: alineaba los juguetes meticulosamente, repetía frases y evitaba el contacto visual. Durante una visita pediátrica de rutina, la madre mencionó estas observaciones y el profesional clínico administró una herramienta de detección estructurada. Las respuestas dieron lugar a una derivación a un pediatra del desarrollo, quien realizó una evaluación integral que confirmó el trastorno del espectro autista. Se iniciaron de inmediato servicios de intervención temprana, que incluyeron logopedia, terapia ocupacional y apoyo en habilidades sociales. Para cuando el niño ingresó a preescolar, había desarrollado estrategias de afrontamiento, habilidades de comunicación y una comprensión social fundamental, lo que demuestra el impacto de una vía de diagnóstico temprano optimizada.

En otro caso, una familia residente en una zona rural experimentó retrasos a pesar de reconocer las primeras señales. Su hija mostraba comunicación verbal limitada, movimientos repetitivos y sensibilidad a los estímulos sensoriales. Los pediatras locales no pudieron brindar una evaluación inmediata, y el especialista más cercano estaba a horas de distancia. Los padres recurrieron a la documentación en video y a consultas en línea para solicitar una evaluación. Tras meses de persistencia, se realizó un diagnóstico formal a los cuatro años y comenzaron las intervenciones. Si bien el retraso limitó algunos avances iniciales, el apoyo específico mejoró el lenguaje, la interacción social y las habilidades de adaptación. Este ejemplo subraya tanto la importancia de las vías accesibles como la resiliencia de las familias que enfrentan barreras sistémicas.

La tecnología complementa cada vez más las vías tradicionales de diagnóstico temprano. Las consultas de telesalud permiten a los especialistas observar comportamientos a distancia, reduciendo las barreras geográficas y logísticas. Las herramientas de cribado digital permiten a los padres completar cuestionarios electrónicamente, proporcionando datos que los profesionales clínicos pueden revisar antes de las citas. El análisis de video, a veces asistido por inteligencia artificial, puede identificar patrones de mirada, movimientos motores o habla que pueden ser sutiles pero clínicamente significativos. Estas innovaciones amplían el acceso, estandarizan las evaluaciones y proporcionan niveles adicionales de evidencia para respaldar la detección temprana. Sin embargo, la tecnología no puede reemplazar las observaciones matizadas de los cuidadores, quienes siguen siendo la principal fuente de información sobre los comportamientos, las rutinas y los desafíos diarios.

Las vías de diagnóstico temprano también se entrelazan con las políticas y las iniciativas de salud pública. Los programas gubernamentales que financian evaluaciones del desarrollo, servicios de intervención temprana y apoyo familiar crean la infraestructura para una evaluación oportuna. Las políticas que exigen evaluaciones rutinarias del desarrollo a edades específicas aumentan la probabilidad de detectar y abordar las primeras señales. Cuando las familias cuentan con vías claras y servicios accesibles, la edad de diagnóstico disminuye, las intervenciones se inician antes y los resultados a largo plazo mejoran. Por el contrario, las deficiencias en las políticas, los programas con financiación insuficiente y la implementación inconsistente perpetúan las disparidades, dejando a algunos niños sin el apoyo que podría alterar fundamentalmente sus trayectorias de desarrollo.
Un aspecto fundamental de las vías de diagnóstico temprano es la educación de los cuidadores. Las campañas de concientización enseñan a los padres a reconocer las señales de alerta, comprender los hitos típicos del desarrollo y comunicar eficazmente las observaciones a los profesionales clínicos. Este conocimiento empodera a las familias para defender a sus hijos con confianza, reduciendo el riesgo de que las diferencias sutiles se desestimen o normalicen. En comunidades donde esta educación está generalizada, la brecha entre la primera preocupación y la evaluación se reduce, lo que ilustra el importante papel que desempeñan los cuidadores informados en el proceso de diagnóstico.

La colaboración multidisciplinaria es otro sello distintivo de las vías eficaces de diagnóstico temprano. Pediatras, especialistas en desarrollo, terapeutas y educadores comparten información para crear una comprensión integral del niño. Los informes de diversos entornos (hogar, clínica, preescolar) fundamentan el proceso de evaluación, garantizando que las conductas se interpreten en contexto.

Por ejemplo, las conductas repetitivas observadas en casa pueden manifestarse de forma diferente en un aula estructurada, y los desafíos sociales en el patio de recreo pueden interactuar con las sensibilidades sensoriales observadas durante la evaluación clínica. La integración de estas perspectivas aumenta la precisión diagnóstica y facilita la planificación individualizada de intervenciones.

A pesar del progreso, persisten los desafíos. Las familias que buscan diagnóstico temprano a menudo se enfrentan a servicios fragmentados, largas listas de espera y una comunicación inconsistente entre los proveedores. Los sistemas de derivación pueden variar según la región; algunos requieren múltiples citas en diferentes consultorios antes de completar una evaluación integral. La cobertura del seguro médico, el nivel socioeconómico y los conocimientos sobre salud influyen en la capacidad de las familias para seguir las recomendaciones. Estas barreras resaltan la necesidad constante de mejoras sistémicas, incluyendo una mayor capacitación para los proveedores de atención primaria, procesos de derivación optimizados y un acceso equitativo a especialistas y servicios de intervención.

El recorrido emocional de las familias a través de las vías de diagnóstico temprano es profundo. El alivio suele acompañar la validación: el reconocimiento de que las conductas se comprenden dentro del marco del neurodesarrollo. La ansiedad puede persistir, reflejando la incertidumbre sobre las intervenciones, los resultados del desarrollo y la integración social. Los padres que participan activamente en la vía suelen reportar una sensación de empoderamiento, al saber que sus observaciones son valoradas y que existen intervenciones estructuradas disponibles. La combinación de orientación médica, apoyo informado e intervención oportuna sienta las bases para la resiliencia, moldeando tanto el desarrollo infantil como el bienestar familiar.

Las vías de diagnóstico temprano también influyen en los resultados a largo plazo. Los niños diagnosticados antes de los tres años se benefician de terapias que se centran en el lenguaje, la interacción social y las habilidades adaptativas durante un período crítico de neuroplasticidad. Las intervenciones pueden reducir la ansiedad, mejorar los mecanismos de afrontamiento y fomentar la independencia. Las familias que cuentan con conocimientos tempranos están mejor preparadas para desenvolverse en entornos educativos, apoyar el desarrollo social y anticipar los desafíos asociados con las sensibilidades sensoriales o las conductas repetitivas. De esta manera, las vías que conectan eficazmente la observación con la evaluación y la intervención tienen un impacto duradero en las trayectorias de desarrollo y salud mental.

En definitiva, las vías de diagnóstico temprano son más que protocolos clínicos; son un recurso vital. Conectan la intuición del cuidador con la experiencia profesional, estandarizan la identificación de signos tempranos y crean la infraestructura para intervenciones que aprovechan el desarrollo cerebral temprano. Cuando estas vías funcionan eficazmente, los niños con autismo reciben reconocimiento, apoyo y orientación que pueden influir profundamente en su futuro. Cuando las vías están fragmentadas, son inaccesibles o inequitativas, se producen retrasos, con consecuencias para el desarrollo social, emocional y cognitivo. El panorama es dinámico y está influenciado por las políticas, la tecnología, la cultura y la defensa de los derechos, pero el principio sigue siendo claro: las vías de diagnóstico oportunas, estructuradas y accesibles son esenciales para alcanzar el potencial de la detección temprana.

Las historias de las familias que recorren estas vías subrayan la dimensión humana de los sistemas médicos. Los padres que detectan diferencias, documentan comportamientos y abogan por la atención, identifican constantemente las deficiencias, guían la intervención y aportan información esencial al proceso diagnóstico. Los pediatras, terapeutas y especialistas que integran esta perspectiva en las evaluaciones formales aumentan la probabilidad de éxito de la intervención temprana. Por lo tanto, la vía no es un protocolo rígido, sino un proceso colaborativo que conecta a cuidadores, profesionales clínicos y comunidades con el objetivo común de apoyar a los niños en la etapa más temprana posible.

Capítulo 9 – Estabilidad en el desarrollo

La trayectoria de un niño diagnosticado con autismo en la primera infancia suele revelar un patrón de estabilidad, una firmeza en el desarrollo que contrasta marcadamente con la incertidumbre que experimentan los niños cuyo diagnóstico llega más tarde. La estabilidad no significa uniformidad ni ausencia de desafíos; refleja una trayectoria en la que las intervenciones, la concienciación parental y las adaptaciones ambientales se combinan para crear previsibilidad en el crecimiento, el aprendizaje y la regulación emocional. El diagnóstico temprano permite a las familias y a los profesionales comprender el perfil único del niño, anticipar sus necesidades e implementar estrategias que refuercen sus fortalezas, a la vez que abordan los desafíos antes de que las presiones sociales o los patrones de comportamiento se arraiguen.

Desde las primeras etapas, los niños identificados mediante evaluaciones oportunas reciben apoyo acorde a su etapa de desarrollo. La terapia del habla y el lenguaje, la terapia ocupacional y los programas estructurados de interacción social se introducen cuando el cerebro es más receptivo a la adaptación. La neuroplasticidad, la capacidad del cerebro para formar y reorganizar conexiones sinápticas, es particularmente alta en la primera infancia, lo que significa que las intervenciones dirigidas pueden establecer patrones de comunicación, coordinación motora y reciprocidad social que persisten en el tiempo. Las familias observan el progreso gradual: surge un gesto, se fortalece el contacto visual, se usan las palabras con mayor propósito y las interacciones con los compañeros se vuelven cada vez más exitosas. Este progreso gradual y constante fomenta una sensación de previsibilidad en la vida diaria del niño, reforzando habilidades que serán fundamentales en años posteriores.

La conciencia parental contribuye significativamente a la estabilidad. Los padres que detectan las diferencias a tiempo desarrollan una comprensión intuitiva de los desencadenantes, las preferencias y las estrategias de afrontamiento. Observan cuándo se intensifican las sensibilidades sensoriales, cuándo los comportamientos repetitivos indican estrés o cuándo las interacciones sociales requieren apoyo adicional. Este conocimiento permite una adaptación anticipada de las rutinas y los entornos. Por ejemplo, un padre puede reconocer que una actividad específica en el aula, si se presenta sin preparación, provocará ansiedad y puede colaborar con los profesores para modificar el entorno o proporcionar instrucción anticipada. Estos ajustes anticipatorios reducen la frecuencia e intensidad de las interrupciones, creando un marco coherente en el que el niño puede aprender y prosperar.

Estudios de caso ilustran el efecto estabilizador del diagnóstico temprano. Una niña, diagnosticada a los dos años, presentaba una comunicación verbal limitada y conductas de juego repetitivas. Sus padres participaron en terapia intensiva del habla, terapia ocupacional e interacciones sociales guiadas. A los cinco años, había desarrollado una forma estructurada de interactuar con sus compañeros, podía expresar sus necesidades verbalmente y había aprendido estrategias de afrontamiento para las dificultades sensoriales. Las intervenciones no fueron repentinas ni intrusivas, sino graduales, basadas en la observación minuciosa y la adaptación continua. Los docentes destacaron su previsibilidad en las respuestas y su capacidad para desenvolverse en el aula con apoyo, lo que destaca cómo la intervención temprana puede sentar las bases para un desarrollo estable en múltiples contextos.

Otro ejemplo fue el de un niño cuyos primeros signos incluían dificultad para la atención conjunta y angustia frecuente durante las transiciones. El diagnóstico temprano condujo a un plan integral que integraba terapia ocupacional para la regulación sensorial y rutinas estructuradas para gestionar las transiciones. Durante los años siguientes, su familia documentó comportamientos y ajustes que promovieron la consistencia. Al introducir nuevas actividades o entornos, se realizaron adaptaciones con antelación, lo que evitó la escalada de estrés y mantuvo el progreso del desarrollo. Este patrón de planificación preventiva, basado en la perspectiva parental y la orientación profesional, creó una trayectoria estable donde el crecimiento pudo ocurrir de forma predecible y con menor ansiedad.

El papel de la intervención temprana se refuerza aún más gracias a la participación colaborativa de equipos multidisciplinarios. Logopedas, terapeutas ocupacionales, psicólogos y educadores se coordinan para garantizar que los objetivos de la terapia se complementen y se refuercen mutuamente. En la práctica, esto significa que los objetivos del lenguaje se alinean con los objetivos sociales, la regulación sensorial favorece la participación en el aula y las estrategias cognitivas se integran con el aprendizaje emocional. El enfoque coordinado reduce la fragmentación, garantizando que el niño experimente coherencia en todos los entornos. Esta continuidad refuerza la adquisición de habilidades y apoya el desarrollo de rutinas que fomentan la estabilidad, en lugar de dejar que el niño se enfrente a múltiples intervenciones inconexas.

La estabilidad también surge de la capacidad de adaptarse a las necesidades individuales antes de que las presiones externas se intensifiquen.

Los niños diagnosticados a tiempo tienen menos probabilidades de experimentar estresores sociales agravados que surgen cuando sus compañeros perciben diferencias sin contexto ni apoyo. En la primera infancia, las expectativas sociales son relativamente flexibles, y las intervenciones pueden facilitar las interacciones con los compañeros antes de que se arraiguen los malentendidos, la exclusión o la frustración. A medida que los niños progresan en la educación preescolar y los primeros años escolares, la combinación de habilidades adquiridas y la adaptación al entorno les permite participar con mayor éxito en entornos grupales, estableciendo patrones predecibles de interacción que refuerzan la confianza y reducen la volatilidad emocional.

El componente emocional de la estabilidad es fundamental. Los niños que reciben apoyo temprano suelen desarrollar una mayor autorregulación, un sentido de dominio de su entorno y resiliencia ante los desafíos. Aprenden a anticipar rutinas, comprender transiciones e interpretar señales sociales con orientación, lo que reduce la imprevisibilidad que puede provocar ansiedad o frustración. La previsibilidad inherente a las intervenciones tempranas (sesiones de terapia estructuradas, estrategias consistentes del cuidador y expectativas claras) crea un entorno psicológico en el que el niño puede experimentar, aprender y crecer sin sentirse abrumado.

La confianza parental está íntimamente ligada a la estabilidad infantil. Cuando los padres observan el progreso, comprenden los factores desencadenantes e implementan estrategias eficaces, experimentan una reducción del estrés y una mayor eficacia en el apoyo al desarrollo.

Esta confianza se traduce en un cuidado más consistente, rutinas estructuradas y una defensa eficaz en entornos educativos. En familias donde no se realiza una detección temprana, los padres suelen experimentar mayor ansiedad, incertidumbre y estrategias inconsistentes, lo que puede contribuir inadvertidamente a la inestabilidad en la trayectoria de desarrollo del niño. La participación temprana permite a los padres convertirse en pilares confiables, proporcionando la estructura y la previsibilidad necesarias para un crecimiento estable.

El momento del diagnóstico juega un papel crucial en el desarrollo de la estabilidad. Los niños diagnosticados tardíamente suelen enfrentar desafíos acumulados: patrones de comportamiento arraigados, necesidades terapéuticas insatisfechas y factores de estrés social que ya han influido en su desarrollo emocional. Por el contrario, el diagnóstico temprano permite la intervención antes de que estos patrones se consoliden, previniendo así efectos en cascada que pueden perturbar la estabilidad. El apoyo temprano aborda no solo los síntomas principales del autismo, sino también los efectos secundarios, como la ansiedad, la frustración y el aislamiento social, que pueden agravarse con el tiempo si no se abordan. El efecto acumulativo es una trayectoria de desarrollo más fluida y predecible.

La estabilidad en el desarrollo también implica reconocer y aprovechar las fortalezas. Las intervenciones tempranas no se limitan a la rehabilitación, sino que aprovechan las habilidades, intereses y talentos naturales. Los niños que demuestran un buen reconocimiento de patrones, aptitud musical o intereses definidos pueden participar en actividades de aprendizaje que refuerzan la confianza y la competencia.

Al crear rutinas y expectativas en torno a las fortalezas y los desafíos, los cuidadores y educadores crean un marco en el que el desarrollo se desarrolla de forma predecible, lo que mejora la motivación, el compromiso y la autoestima. Estas experiencias estructuradas sientan las bases de la estabilidad, ofreciendo a los niños tanto dominio como autonomía en su vida diaria.

La integración escolar es fundamental para mantener la estabilidad. El diagnóstico temprano permite elaborar planes educativos individualizados (IEP) y adaptaciones adaptadas a las necesidades específicas del niño. Los docentes pueden implementar estrategias que se alineen con los objetivos de la terapia, refuercen las habilidades sociales y académicas, y gestionen las sensibilidades sensoriales en el aula. La coherencia entre el hogar y la escuela crea una red de apoyo predecible, garantizando que el niño experimente coherencia en todos los contextos. La estabilidad se refuerza cuando las expectativas, las rutinas y las intervenciones están sincronizadas, minimizando las interrupciones y proporcionando un andamiaje fiable para el crecimiento.

Las relaciones sociales también se benefician de la detección e intervención tempranas. Los niños aprenden estrategias para interactuar con sus compañeros, interpretar las señales sociales y gestionar las respuestas emocionales dentro de marcos de apoyo. Estas habilidades se introducen gradualmente y se refuerzan de forma constante, creando trayectorias sociales estables que reducen el riesgo de conflicto entre compañeros, exclusión o malinterpretación de conductas. Al llegar a la edad escolar, los niños han internalizado rutinas y estrategias que promueven respuestas predecibles a las situaciones sociales, lo que contribuye a la estabilidad emocional y conductual.

La regulación sensorial ejemplifica aún más el efecto estabilizador de la intervención temprana. Los niños diagnosticados tempranamente reciben estrategias para gestionar la sensibilidad al sonido, el tacto, la luz y el movimiento. Los terapeutas introducen mecanismos de afrontamiento, modificaciones ambientales y experiencias sensoriales estructuradas que ayudan a los niños a anticipar y regular sus respuestas a los estímulos. Este enfoque proactivo reduce los arrebatos impredecibles o el retraimiento y fomenta una sensación de control. Por el contrario, el diagnóstico tardío a menudo significa que los problemas sensoriales se han acumulado sin atenuarse, creando patrones de evitación, angustia o escalada conductual que dificultan la intervención. La identificación temprana permite a las familias y a los profesionales prevenir que estos ciclos desestabilizadores se arraiguen.

La interacción entre factores emocionales, cognitivos y conductuales ilustra la naturaleza holística de la estabilidad. La adquisición del lenguaje, la comprensión social, la regulación emocional y el funcionamiento ejecutivo son interdependientes. El diagnóstico temprano permite intervenciones coordinadas que abordan múltiples áreas simultáneamente, promoviendo la coherencia en el desarrollo. Las habilidades en un área refuerzan las de otra, creando un ciclo de refuerzo que sustenta la estabilidad. Por ejemplo, una mejor comunicación reduce la frustración, lo que a su vez facilita la interacción social, mejorando la resiliencia emocional y la previsibilidad del comportamiento.

Los estudios longitudinales proporcionan apoyo empírico al efecto estabilizador del diagnóstico temprano.

Los niños diagnosticados antes de los tres años demuestran sistemáticamente patrones de desarrollo más predecibles, mantienen los avances de las intervenciones y presentan una menor incidencia de problemas secundarios de salud mental. La estabilidad no es uniforme; se manifiesta como una trayectoria en la que el progreso es continuo, gradual y reforzado por los apoyos del entorno. La intervención temprana, la participación parental y la atención profesional coordinada configuran esta trayectoria, ofreciendo a los niños una base para transitar las etapas posteriores del desarrollo con mayor confianza y previsibilidad.

A pesar de los claros beneficios, la estabilidad no es sinónimo de ausencia de desafíos. Los niños siguen enfrentando dificultades de adaptación social, comunicación e integración sensorial. Sin embargo, el diagnóstico temprano garantiza que estos desafíos se aborden con estrategias estructuradas, planificación anticipada y apoyo terapéutico que reducen la imprevisibilidad y la perturbación emocional. Las familias y los profesionales colaboran para mantener el equilibrio, adaptando rutinas e intervenciones en respuesta a los cambios del desarrollo. La estabilidad, en este sentido, es dinámica y se sustenta en la vigilancia, la flexibilidad y la constancia, más que en condiciones estáticas.

En última instancia, la estabilidad en el desarrollo refleja la convergencia del reconocimiento temprano, la intervención oportuna, la comprensión parental y el apoyo coordinado. Los niños diagnosticados precozmente experimentan un entorno de desarrollo donde las expectativas, rutinas y estrategias se alinean con sus perfiles individuales.

Se benefician del refuerzo constante de habilidades, el aprendizaje social estructurado y la gestión proactiva de los desafíos sensoriales y emocionales. Los padres actúan como guías, interpretando comportamientos, anticipando necesidades e implementando estrategias que refuerzan la previsibilidad. Los profesionales coordinan las intervenciones, supervisan el progreso y ajustan los enfoques para mantener la coherencia en todos los entornos. En conjunto, estos factores crean una trayectoria de desarrollo resiliente, coherente y notablemente estable en comparación con las trayectorias moldeadas por el reconocimiento tardío.

Las historias de familias ilustran esta realidad. Un niño identificado a los dos años transitó la transición al preescolar con rutinas estructuradas, apoyo en las interacciones con sus compañeros y estrategias de afrontamiento adaptativas. Un niño identificado a los dieciocho meses demostró un progreso constante en lenguaje, interacción social y regulación emocional, con mínimas alteraciones de las sensibilidades sensoriales. Estas narrativas subrayan la lección principal: el reconocimiento y la intervención tempranos crean las condiciones para que el desarrollo avance con continuidad, previsibilidad y resiliencia. La estabilidad se logra no mediante la eliminación de los desafíos, sino mediante la preparación, el apoyo y la capacidad de respuesta, lo que permite a los niños desenvolverse en su entorno con confianza y coherencia.

Capítulo 10 – Resultados de salud mental en el autismo diagnosticado tempranamente

Los niños que reciben un diagnóstico temprano de autismo suelen recorrer caminos de desarrollo caracterizados por una menor vulnerabilidad a ciertos problemas de salud mental. Si bien el autismo en sí mismo presenta una compleja interacción de diferencias en el neurodesarrollo, la identificación temprana brinda la oportunidad de abordar las dificultades emocionales y conductuales de forma proactiva, creando factores de protección que influyen en los resultados a lo largo de la infancia, la adolescencia y la edad adulta. La salud mental de estos niños no es uniformemente perfecta (la ansiedad suele persistir), pero el reconocimiento temprano, la intervención estructurada y los entornos de apoyo fomentan la resiliencia, lo que mitiga la gravedad de la depresión, el estrés postraumático y otras comorbilidades.

Desde las primeras interacciones con cuidadores y profesionales clínicos, los niños diagnosticados tempranamente se encuentran rodeados de una red de apoyo. La logopedia, la terapia ocupacional y el entrenamiento en habilidades sociales no son simplemente medidas correctivas; sirven como herramientas de apoyo emocional. Un niño que aprende a expresar sus necesidades verbalmente experimenta menos momentos de frustración y aislamiento que uno que no puede comunicarse eficazmente. Cuando se abordan las sensibilidades sensoriales mediante estrategias estructuradas, el niño adquiere un sentido de previsibilidad y dominio de su entorno. Estas intervenciones tempranas no solo mejoran las habilidades funcionales: reducen el estrés, previenen problemas de conducta secundarios y sientan las bases para la resiliencia emocional.

La participación de los padres es fundamental en este proceso. Quienes detectan el autismo a tiempo suelen estar atentos a cambios sutiles en el estado de ánimo, el comportamiento y la interacción social. Implementan rutinas, brindan apoyo emocional y coordinan la terapia según la etapa de desarrollo del niño. Esta atención proactiva minimiza la exposición a situaciones que podrían generar trauma o angustia persistente. Por ejemplo, un niño sensible al ruido puede ser guiado gradualmente a través de entornos que, de otro modo, le provocarían ansiedad intensa, mientras que un niño con dificultades para interactuar con sus compañeros puede recibir práctica social estructurada. Al anticipar y mitigar los desencadenantes, los padres fomentan una sensación temprana de seguridad y previsibilidad, ambos componentes esenciales del bienestar mental.

Las investigaciones respaldan la relación entre el diagnóstico temprano y una mejor salud mental. Estudios longitudinales demuestran que los niños diagnosticados antes de los tres años tienen menos probabilidades de desarrollar síntomas depresivos o estrés postraumático en la infancia y la adolescencia. Los factores de protección incluyen el acceso temprano a terapia, el aprendizaje social estructurado y entornos familiares de apoyo. Estos elementos protegen al niño contra los factores estresantes acumulativos que, de otro modo, podrían contribuir a trastornos del estado de ánimo o conductas autolesivas. La intervención temprana parece modular la trayectoria del neurodesarrollo de manera que previene complicaciones secundarias, creando una estabilidad que se extiende más allá de las habilidades académicas y sociales hacia la resiliencia emocional.

Los ejemplos de casos ilustran esta dinámica. Un niño, diagnosticado a los dos años, mostró inicialmente una comunicación verbal limitada y una mayor sensibilidad a los estímulos sensoriales.

La intervención incluyó logopedia, terapia ocupacional y participación social guiada. Con el tiempo, el niño desarrolló estrategias de afrontamiento, la capacidad de autorregular sus emociones y habilidades sociales adaptativas. En la infancia media, los síntomas depresivos eran mínimos, incluso ante dificultades en la interacción con sus compañeros o las expectativas académicas. La ansiedad persistía, sobre todo en situaciones nuevas o impredecibles, pero su sentido de competencia y las rutinas de apoyo evitaron que sus problemas de salud mental se agravaran.

Otro niño, identificado a los dieciocho meses, mostró signos tempranos de intereses restringidos y conductas repetitivas. Los padres participaron en juegos estructurados, enriquecimiento lingüístico y exposición gradual a entornos novedosos. Las intervenciones no solo facilitaron la adquisición de habilidades, sino que también proporcionaron un andamiaje emocional que ayudó al niño a afrontar la incertidumbre con menor angustia. Como resultado, los síntomas de estrés postraumático —comunes en niños que experimentan malentendidos sociales repetidos, exclusión o sobrecarga sensorial— estuvieron prácticamente ausentes. Cuando surgió ansiedad, se abordó mediante estrategias específicas, como la exposición guiada y técnicas de relajación, lo que demuestra cómo la detección temprana crea mecanismos de protección que persisten en distintos contextos.

Los mecanismos que subyacen a estos resultados son multifacéticos. El diagnóstico temprano permite la intervención durante períodos de alta neuroplasticidad, lo que permite que el cerebro desarrolle redes adaptativas que apoyan la regulación emocional, la resolución de problemas y la comprensión social.

Las habilidades adquiridas mediante terapia y rutinas estructuradas reducen la imprevisibilidad de las experiencias cotidianas, limitando así la acumulación de estrés. Además, la comprensión y el apoyo constante de los padres proporcionan una base sólida, creando entornos predecibles que protegen al niño de la incertidumbre y el rechazo social que pueden precipitar la depresión o el trauma.

Las experiencias con los compañeros también se ven influenciadas por el diagnóstico y la intervención temprana. Los niños que reciben apoyo para desarrollar habilidades sociales muestran mejores interacciones con sus compañeros y hermanos. El juego estructurado, el modelado y la orientación les permiten desenvolverse en actividades grupales, interpretar las señales sociales y responder adecuadamente a la retroalimentación. Las experiencias sociales positivas refuerzan el sentido de competencia y pertenencia, lo que reduce aún más la vulnerabilidad a la depresión y al estrés postraumático. Por el contrario, los niños sin intervención temprana a menudo experimentan reveses sociales repetidos que se acumulan en angustia emocional, lo que resalta la función protectora del apoyo temprano.

La resiliencia en niños con diagnóstico temprano también se fomenta mediante el reconocimiento y el desarrollo de sus fortalezas. Las intervenciones suelen enfatizar no solo las áreas de dificultad, sino también las habilidades en las que el niño destaca. Se fomentan e integran en las experiencias de aprendizaje el reconocimiento de patrones, los intereses específicos, las habilidades artísticas y la resolución de problemas. Cuando los niños se perciben capaces y competentes en al menos algunas áreas, desarrollan una autoestima que los protege contra consecuencias negativas para la salud mental. La identificación temprana garantiza que estas fortalezas se aprovechen sistemáticamente, creando una trayectoria de desarrollo equilibrada en la que los desafíos se afrontan con estrategias de apoyo y los éxitos refuerzan la confianza.

El papel de los cuidadores es fundamental. Los padres informados, comprometidos y proactivos brindan un apoyo emocional y práctico continuo. Interpretan comportamientos, implementan intervenciones de forma consistente y abogan por adaptaciones en entornos educativos y sociales. Esta participación continua crea un entorno donde el niño experimenta respuestas predecibles, expectativas claras y un refuerzo constante. La resiliencia emocional se cultiva mediante experiencias repetidas de dominio y comprensión, lo que reduce la susceptibilidad a la depresión o al trauma. Las familias se convierten eficazmente en coterapeutas, coeducadores y cogestores del desarrollo emocional, lo que ilustra cómo la participación parental influye en los resultados de salud mental.

Si bien el diagnóstico temprano ofrece beneficios protectores, persisten desafíos. La ansiedad es un aspecto que a menudo persiste a pesar de la intervención. Incluso los niños con apoyo integral pueden experimentar mayor excitación, incertidumbre o aprensión en situaciones nuevas. Esto refleja las bases del desarrollo neurológico del autismo, que incluyen diferencias en el procesamiento sensorial, la percepción de amenazas y la función ejecutiva. Sin embargo, el diagnóstico temprano permite abordar estos desafíos de forma proactiva. Los niños aprenden estrategias de afrontamiento, experimentan situaciones sociales y métodos de autorregulación que reducen la intensidad y la frecuencia de los episodios de ansiedad. Con el tiempo, estas estrategias contribuyen a la resiliencia funcional, lo que les permite participar más plenamente en actividades académicas, sociales y recreativas a pesar de las sensibilidades persistentes.

Los factores de protección van más allá de la terapia e incluyen modificaciones ambientales y la concienciación comunitaria. Los niños que asisten a aulas con educadores capacitados, rutinas estructuradas y adaptaciones para las diferencias sensoriales y sociales experimentan menos desencadenantes de angustia. Los programas recreativos que ofrecen horarios predecibles y una orientación clara también brindan espacios seguros para la participación. La combinación de estrategias individualizadas, apoyos ambientales y comprensión comunitaria crea una protección multifacética contra los problemas de salud mental, lo que demuestra cómo la detección temprana facilita la planificación integral en lugar de intervenciones aisladas.

Los factores estresantes acumulativos son un factor de riesgo clave para las dificultades de salud mental posteriores en niños con autismo. Los niños diagnosticados tempranamente se protegen de estos factores mediante una intervención oportuna. Desafíos como la exclusión social repetida, las fallas de comunicación o el incumplimiento de las expectativas de desarrollo se mitigan mediante orientación estructurada y apoyo parental. Cada factor estresante evitado o controlado reduce la probabilidad de desarrollar depresión, tendencias autolesivas o síntomas relacionados con el trauma. Por lo tanto, el diagnóstico temprano funciona como medida preventiva y como potenciador proactivo de la resiliencia, creando una trayectoria que minimiza la carga psicológica acumulada.

La investigación empírica refuerza estas conclusiones. Estudios que comparan a niños con diagnóstico temprano y tardío reportan consistentemente una menor incidencia de episodios depresivos mayores, conductas autolesivas y síntomas de estrés postraumático entre aquellos diagnosticados antes de los tres años. Estos hallazgos se mantienen en diversas poblaciones, lo que sugiere que la detección e intervención tempranas producen efectos protectores universales, aunque la intensidad y el tipo de apoyo pueden variar. La ansiedad sigue siendo una comorbilidad común, lo que refleja rasgos inherentes del neurodesarrollo; sin embargo, incluso en este caso, la intervención temprana modera la gravedad y promueve estrategias de afrontamiento adaptativas.

El efecto protector del diagnóstico temprano también es evidente en la adolescencia, un período en el que las presiones sociales y académicas se intensifican. Los niños que han recibido apoyo constante mantienen habilidades de comunicación, autorregulación e interacción social que reducen la vulnerabilidad a los trastornos del estado de ánimo. Las rutinas estructuradas y las estrategias de afrontamiento se generalizan en nuevos contextos, lo que permite a los adolescentes afrontar las transiciones, la dinámica con los compañeros y las exigencias académicas con mayor confianza. La estabilidad establecida en la primera infancia actúa como amortiguador, previniendo efectos en cascada que, de otro modo, podrían exacerbar las dificultades emocionales.

Los resultados a largo plazo ilustran el beneficio acumulativo del diagnóstico temprano. Los adultos jóvenes que recibieron intervención en la edad preescolar suelen demostrar habilidades de afrontamiento adaptativas, competencia social y resiliencia emocional.

Aunque persisten los desafíos —ansiedad, sensibilidades sensoriales y exigencias de la función ejecutiva—, estas personas tienen menos probabilidades de experimentar episodios depresivos mayores o trastornos relacionados con traumas. El diagnóstico temprano no elimina las dificultades, sino que define una trayectoria en la que el apoyo, las habilidades y las experiencias refuerzan la estabilidad emocional y la competencia funcional.

Las narrativas familiares ejemplifican la dimensión humana de estos hallazgos. Una madre describió el diagnóstico temprano de su hijo a los veinte meses y el rápido inicio de terapia del habla, desarrollo de habilidades sociales y terapia ocupacional. Al llegar a la primaria, el niño podía expresar su frustración verbalmente, gestionar las transiciones con mínima angustia y participar en juegos estructurados con sus compañeros. Si bien la ansiedad en entornos desconocidos persistió, los síntomas depresivos fueron mínimos, lo que ilustra cómo las intervenciones tempranas fomentaron una sensación de dominio y seguridad. Otra familia reportó resultados similares, enfatizando que el apoyo constante, la identificación temprana y el reconocimiento de las fortalezas generaron una resiliencia que persistió a pesar de los desafíos constantes.

En última instancia, los resultados de salud mental en niños con diagnóstico temprano reflejan la convergencia de factores biológicos, de desarrollo y ambientales, determinados por una intervención oportuna. La detección temprana facilita el acceso a terapia, apoyo parental, rutinas estructuradas y estrategias de adaptación, creando condiciones protectoras que reducen la incidencia de depresión, trauma y otros problemas secundarios de salud mental. La ansiedad sigue siendo un problema persistente, pero es más manejable con apoyo temprano.

La resiliencia surge como el tema central, basado en la previsibilidad, la adquisición de habilidades, el andamiaje emocional y el empoderamiento a través de una intervención estructurada.

En resumen, el diagnóstico temprano sienta las bases para beneficios de salud mental a lo largo de la vida. Los niños que reciben reconocimiento y apoyo antes de los tres años experimentan una menor vulnerabilidad a la depresión y el trauma, una mejor regulación emocional y mejores mecanismos de afrontamiento. Los factores de protección, como la terapia, la participación parental, la adaptación al entorno y las estrategias basadas en las fortalezas, interactúan para amortiguar el estrés acumulado y facilitar el desarrollo adaptativo. Si bien persisten desafíos como la ansiedad, la detección temprana crea oportunidades para un manejo proactivo, fomentando una resiliencia que perdura hasta la adolescencia y la edad adulta. Los resultados en salud mental no están predeterminados por el autismo en sí, sino que se ven profundamente influenciados por el momento del reconocimiento y la integralidad de los apoyos, lo que demuestra que el diagnóstico temprano es fundamental para el bienestar emocional y la resiliencia a largo plazo.

Capítulo 11 – El niño olvidado

No todos los niños con autismo son diagnosticados a tiempo, y algunos pasan sus primeros años desapercibidos, con diferencias sutiles o malinterpretadas. Estos niños no siempre muestran las características típicas que generan preocupación durante las evaluaciones de rutina. Sus desafíos pueden ser discretos, sutiles o estar enmascarados tras la adaptabilidad que les permite integrarse en su entorno. Son los niños ignorados, que transitan por las aulas, los patios de recreo y los entornos sociales sin los apoyos tempranos que podrían guiar su desarrollo. Si bien su apariencia externa puede sugerir normalidad, internamente enfrentan la compleja lucha de ser diferentes de maneras que no son fáciles de ver ni expresar.

Muchos niños que pasan desapercibidos presentan formas sutiles de autismo, a veces denominadas "de alto funcionamiento" o "leve" en el espectro. Sus capacidades cognitivas pueden parecer promedio o superiores al promedio, y a menudo desarrollan estrategias de afrontamiento que ocultan sus desafíos sociales o sensoriales. Pueden comprender las reglas sociales lo suficiente como para responder de la manera esperada, pero sus interacciones carecen de la fluidez intuitiva de sus compañeros. Un niño puede unirse a un juego grupal, pero tener dificultades para interpretar reglas no escritas, detectar el sarcasmo o anticipar reacciones emocionales. Los maestros pueden describirlos como tranquilos, retraídos o excéntricos, pero no lo suficiente como para justificar una evaluación formal. Las mismas habilidades que les permiten "aprobar" en entornos sociales y académicos, paradójicamente, contribuyen al retraso en el diagnóstico, dejando necesidades sin satisfacer durante años.

El enmascaramiento social es un tema central en la vida de los niños marginados. Desde pequeños, algunos aprenden a imitar a sus compañeros, a imitar comportamientos esperados y a suprimir respuestas naturales que podrían parecer inusuales. El contacto visual, las expresiones faciales y el tono de voz pueden ajustarse conscientemente para integrarse, a menudo a costa de agotar la energía emocional. En entornos grupales, un niño puede ensayar respuestas, memorizar guiones de conversación o imitar gestos para evitar sobresalir. Si bien estas estrategias pueden facilitar temporalmente la integración social, no resuelven los desafíos subyacentes. Internamente, el niño experimenta confusión, ansiedad y una sensación de alienación, consciente de que su experiencia interna difiere del mundo externo, pero incapaz de articularla o explicarla.

El niño ignorado suele ser malinterpretado. Maestros, compañeros e incluso familiares pueden interpretar las diferencias como timidez, terquedad o falta de motivación. Un niño que evita el contacto visual puede ser tachado de irrespetuoso; uno que prefiere actividades solitarias puede ser visto como antisocial. Estas interpretaciones erróneas pueden crear ciclos de frustración y dudas sobre sí mismo. El niño, al percibir desaprobación o incomprensión, puede esforzarse más por adaptarse, lo que aumenta el esfuerzo necesario para enmascarar. Las expectativas de comportamiento se cumplen externamente, pero las necesidades emocionales permanecen sin atender. Con el tiempo, el peso de la adaptación constante puede contribuir al estrés crónico, la ansiedad o los síntomas depresivos, especialmente cuando el niño llega a la adolescencia y las exigencias sociales se intensifican.

Las formas sutiles de autismo pueden ser particularmente difíciles de detectar porque no presentan las señales de alerta habituales. El desarrollo temprano del lenguaje puede parecer típico y los hitos cognitivos pueden alcanzarse según lo previsto. Las conductas repetitivas pueden ser privadas o poco frecuentes, y las sensibilidades sensoriales leves o dependientes del contexto. Sin embargo, en el fondo, el niño experimenta dificultades con la reciprocidad social, la adopción de perspectivas y la gestión de cambios inesperados. La diferencia entre "hacerlo bien" y "sentirlo bien" se hace cada vez más evidente a medida que el niño navega por la brecha entre el comportamiento observado y la experiencia interna. Esta brecha suele ser invisible para los adultos, lo que contribuye a un diagnóstico tardío y a un apoyo limitado durante los años de formación.

El dolor de ser incomprendidos es un tema recurrente para estos niños. En el aula, pueden ser elogiados por su obediencia mientras luchan en silencio por descifrar las señales sociales o regular sus emociones. En casa, los padres pueden notar cambios de humor, frustración o retraimiento, pero los atribuyen erróneamente a rasgos de personalidad o a la adolescencia. Los niños a menudo internalizan esta confusión, creyendo que algo anda mal en sí mismos en lugar de reconocerlo como una diferencia en el desarrollo neurológico. Los sentimientos de aislamiento pueden intensificarse, sobre todo cuando sus compañeros establecen relaciones con facilidad mientras el niño experimenta reiterados problemas de comunicación, exclusión o rechazo social.

Las narrativas de casos ilustran la experiencia de niños desatendidos. Una niña, con facilidad para socializar en entornos estructurados, sobresalía académicamente, pero experimentaba ansiedad constantemente durante los proyectos grupales.
Imitaba los gestos de sus compañeros, seguía los guiones y rara vez exteriorizaba su frustración, pero en su interior se sentía abrumada por la imprevisibilidad de las interacciones. Los profesores la etiquetaban de "tranquila" o "tímida" y no la derivaron a una evaluación. Solo cuando un psicólogo detectó patrones de estrés social, sensibilidad sensorial y perfeccionismo a los diez años, se inició una evaluación de autismo, lo que condujo al diagnóstico. Para entonces, la niña había desarrollado estrategias de afrontamiento arraigadas, y las intervenciones requirieron una cuidadosa adaptación para desentrañar los efectos de años de enmascaramiento.

Otro niño demostró una intensa concentración en aficiones e intereses inusuales, pero se expresaba socialmente lo suficiente como para parecer "típico". Mantenía amistades superficialmente, pero la ansiedad y el estrés se manifestaban en comportamientos privados: caminar de un lado a otro, tomar notas de forma obsesiva y dificultad para gestionar las transiciones en casa. Sus padres atribuyeron estos comportamientos a su temperamento, y los maestros elogiaron sus logros académicos, aunque notaron pequeñas excentricidades sociales. El diagnóstico no se produjo hasta finales de la infancia, después de que el niño experimentara repetidos fracasos sociales y episodios de ansiedad que ya no podían ocultarse. Si bien los primeros indicadores habían estado presentes, la sutileza, el enmascaramiento social y la mala interpretación retrasaron el reconocimiento, lo que ilustra la facilidad con la que los niños que "encajan lo suficiente" son pasados por alto.

Las diferencias de género también influyen en quiénes son ignorados. Las niñas con autismo tienen más probabilidades de no ser diagnosticadas en la primera infancia, a menudo debido a un mayor enmascaramiento social, mayores habilidades verbales y expectativas sociales de obediencia. La imitación social sutil, la atención al detalle y los mecanismos de afrontamiento internalizados permiten a las niñas desenvolverse en las interacciones con sus pares sin señales de alerta inmediatas.

En consecuencia, pueden llegar a la adolescencia sin apoyo, experimentando estrés acumulado, mayor ansiedad y problemas de autoestima. El reconocimiento suele ocurrir solo cuando las dificultades académicas, sociales o emocionales se intensifican, revelando las diferencias latentes del neurodesarrollo que habían permanecido ocultas durante años.

Los factores culturales influyen aún más en la experiencia del niño desatendido. En algunas comunidades, los comportamientos asociados con el autismo pueden normalizarse como temperamento, personalidad o tradición familiar, lo que reduce la probabilidad de evaluación. En otras, el estigma que rodea a las diferencias en el desarrollo disuade a las familias de buscar una evaluación, creando barreras invisibles para su reconocimiento. Los niños desatendidos a menudo se encuentran en la intersección de rasgos sutiles del neurodesarrollo y expectativas culturales, con normas sociales que enmascaran sus necesidades y retrasan el acceso a las intervenciones. Esta interseccionalidad contribuye a un panorama complejo en el que algunos niños prosperan a pesar del apoyo limitado, mientras que otros acumulan estrés y dificultades sociales que persisten hasta la adolescencia.

El impacto psicológico de ser ignorado es significativo. Los niños internalizan experiencias repetidas de falta de comunicación, desajuste social y desafíos no reconocidos. Pueden desarrollar mayor timidez, ansiedad y perfeccionismo como estrategias para gestionar entornos sociales impredecibles. Con el tiempo, estos mecanismos de afrontamiento pueden enmascarar la angustia de los adultos, permitiendo que las dificultades permanezcan invisibles y agravando la presión interna.

La depresión, el aislamiento social y la baja autoestima suelen surgir a finales de la infancia o en la adolescencia, lo que refleja el impacto acumulativo de años de diferencias en el desarrollo neurológico no detectadas.

La dinámica entre pares desempeña un papel especialmente crucial. Los niños ignorados a menudo observan las normas sociales sin interiorizarlas por completo, lo que da lugar a malentendidos o conflictos sutiles. Pueden seguir reglas explícitas, pero no captar las expectativas implícitas, lo que genera fricción social. Los amigos y compañeros de clase pueden malinterpretar los comportamientos, lo que refuerza los sentimientos de aislamiento. A diferencia de los niños diagnosticados tempranamente, que reciben apoyo para interpretar y responder a las señales sociales, los niños ignorados desarrollan estrategias de afrontamiento por sí solos, lo que puede resultar ineficaz o agotador. Estas experiencias se acumulan y moldean la autopercepción y los resultados en la salud mental.

Las experiencias educativas ilustran aún más los desafíos que enfrentan los niños desatendidos. Los docentes a menudo se basan en indicadores visibles para identificar las diferencias de aprendizaje. Un niño que completa las tareas a tiempo, sigue instrucciones y muestra un rendimiento promedio puede pasar desapercibido, incluso si existen dificultades internas. Dificultades sutiles en el trabajo en grupo, la organización o la adaptación a las transiciones pueden atribuirse erróneamente a la motivación, la pereza o la personalidad. Sin una evaluación formal ni intervenciones específicas, estos niños se desenvuelven en entornos académicos sin el andamiaje que podría reducir el estrés, fomentar el desarrollo de habilidades y apoyar la salud mental.

Las consecuencias a largo plazo del reconocimiento tardío se extienden más allá de la infancia. Los adolescentes y adultos que fueron ignorados pueden experimentar ansiedad crónica, depresión o dificultades para relacionarse socialmente.

A menudo desarrollan sofisticadas técnicas de enmascaramiento que les permiten funcionar superficialmente; sin embargo, estas estrategias requieren un esfuerzo constante y generan fatiga. Las relaciones, el empleo y el funcionamiento diario pueden verse afectados por la necesidad persistente de compensar las diferencias del neurodesarrollo no abordadas. La identificación temprana, en cambio, proporciona herramientas, estrategias de afrontamiento y redes de apoyo que reducen el estrés acumulado y promueven el funcionamiento adaptativo.

A pesar de estos desafíos, los niños desatendidos también demuestran resiliencia. Muchos desarrollan estrategias únicas para desenvolverse en entornos sociales, académicos y emocionales. Pueden cultivar intereses específicos que les brinden estructura y consuelo, desarrollar habilidades cognitivas que compensen las dificultades sociales o formar relaciones pequeñas y significativas que sustenten el bienestar emocional. Sin embargo, la resiliencia a menudo conlleva un aumento de la ansiedad, el perfeccionismo y el estrés internalizado, lo que subraya la importancia del reconocimiento y la intervención oportunos para reducir la carga innecesaria.

Los niños desatendidos ponen de relieve las limitaciones de los marcos diagnósticos tradicionales. Las herramientas de cribado estándar, si bien eficaces para muchos, se basan en comportamientos observables y en los informes de los cuidadores. Los rasgos sutiles, el enmascaramiento y las estrategias compensatorias pueden dar lugar a falsos negativos, lo que retrasa la evaluación. Los profesionales clínicos deben interpretar patrones matizados de interacción social, sensibilidad sensorial y regulación emocional para identificar a los niños cuyas diferencias no se ajustan a las expectativas convencionales. La formación, la concienciación y la observación atenta son esenciales para captar las experiencias de estos niños, cuyas necesidades, de otro modo, podrían permanecer invisibles.

Las familias desempeñan un papel fundamental en la defensa de los niños desatendidos. La observación constante, la documentación de comportamientos y la comunicación con educadores o profesionales de la salud suelen impulsar la evaluación. El proceso de reconocimiento puede ser más largo y requerir consultas, derivaciones y evaluaciones repetidas. La resiliencia emocional de los cuidadores se pone a prueba al afrontar el escepticismo, la demora en el apoyo y las barreras sistémicas. Sin embargo, la defensa sigue siendo esencial, acortando la distancia entre las primeras señales sutiles y el reconocimiento formal.

Una vez identificados, los niños desatendidos se benefician de intervenciones similares a las que se ofrecen a sus compañeros diagnosticados tempranamente, aunque puede requerirse adaptación para abordar estrategias de afrontamiento arraigadas y el estrés acumulado. La terapia suele centrarse en las habilidades sociales, la regulación emocional, el manejo de la ansiedad y la autoconciencia, aprovechando las estrategias existentes del niño y abordando sus necesidades. La orientación parental, el apoyo educativo y las adaptaciones ambientales siguen siendo componentes fundamentales, ya que ayudan al niño a afrontar nuevos desafíos y a desarrollar confianza en contextos sociales y académicos.

En definitiva, la historia del niño ignorado subraya la diversidad del autismo y la importancia de reconocer las manifestaciones sutiles. Estos niños quizá no encajen en el molde "clásico", pero sus experiencias no son menos reales ni significativas.

El diagnóstico tardío conlleva costos emocionales y sociales, pero con reconocimiento y apoyo específico, los niños desatendidos pueden prosperar. Su experiencia destaca la importancia de la concientización, la observación atenta y la intervención receptiva para garantizar que todos los niños, independientemente de su presentación, reciban la comprensión y el apoyo necesarios para su bienestar.

Capítulo 12 – Enmascaramiento y camuflaje

El enmascaramiento, a veces llamado camuflaje, es una estrategia empleada por muchas personas autistas para desenvolverse en un mundo que a menudo no se adapta a las diferencias. Implica suprimir, consciente o inconscientemente, las respuestas naturales, imitar comportamientos sociales y ejecutar las señales emocionales esperadas para integrarse con sus compañeros. Este fenómeno es particularmente común entre las niñas, a quienes se socializa desde pequeñas para ser atentas, agradables y relacionales. Si bien el enmascaramiento puede facilitar el éxito social a corto plazo, a menudo retrasa el reconocimiento del autismo y conlleva costos emocionales a largo plazo. El agotamiento, la ansiedad, la depresión y la confusión de identidad suelen acompañar el esfuerzo prolongado por adaptarse, lo que convierte al enmascaramiento en una estrategia de supervivencia y una fuente de vulnerabilidad.

Desde la primera infancia, las conductas enmascaradas pueden ser sutiles pero generalizadas. Un niño puede aprender a mantener el contacto visual incluso cuando se siente incómodo, sonreír ante chistes que no se entienden o asentir para evitar conflictos. Estas estrategias son adaptativas; permiten al niño desenvolverse en entornos sociales sin atraer atención negativa. Los maestros pueden percibir obediencia, cortesía o madurez, mientras que sus compañeros aceptan al niño como "normal" en el contexto de las normas del grupo. Los padres pueden notar un comportamiento esforzado o una fatiga sutil, pero interpretarlo como timidez, diligencia o temperamento, en lugar de como una señal de una diferencia subyacente en el neurodesarrollo. La apariencia externa de competencia social puede ocultar la lucha interna, retrasando la evaluación y la intervención.

Las narrativas de casos ilustran la experiencia del enmascaramiento. Una niña, al ingresar a la escuela primaria, mostró una imitación precisa del comportamiento de sus compañeros. Repetía frases, imitaba gestos y ensayaba respuestas a preguntas anticipadas. En el recreo, observaba los juegos con atención, participando solo cuando tenía confianza en poder cumplir las reglas implícitas. Los maestros la describieron como tranquila, educada y de buen comportamiento. Sin embargo, en casa, el agotamiento y la frustración afloraban en privado: lágrimas después de la escuela, crisis nerviosas por pequeñas interrupciones y una persistente sensación de no pertenencia. A pesar de estos indicadores tempranos, el diagnóstico no se produjo hasta la infancia media, cuando el estrés y la ansiedad acumulados motivaron una evaluación formal. El enmascaramiento había logrado generar aceptación social a costa de la tensión emocional.

El enmascaramiento no se limita al mimetismo social manifiesto; se extiende a la regulación emocional y la compensación cognitiva. Los niños pueden suprimir reacciones espontáneas, ensayar expresiones faciales o anticipar las emociones de los demás para evitar conflictos o juicios negativos. Las estrategias cognitivas, como memorizar guiones sociales, controlar el tono de voz y decodificar señales no verbales, requieren atención y energía mental constantes. Si bien estas estrategias son eficaces para desenvolverse en situaciones sociales inmediatas, son insostenibles en el tiempo. El esfuerzo prolongado agota las reservas emocionales, lo que contribuye a la fatiga, la irritabilidad y el agotamiento. Las consecuencias para la salud mental surgen a medida que el niño madura y las exigencias sociales se intensifican, especialmente durante la adolescencia, cuando convergen el escrutinio de los compañeros, la presión académica y la exploración de la identidad.

Las diferencias de género moldean las experiencias de enmascaramiento. Las investigaciones sugieren que las niñas son más propensas que los niños a enmascarar rasgos autistas, en parte debido a las expectativas sociales. Las normas sociales fomentan la conciencia relacional, la capacidad de respuesta emocional y la adaptabilidad, que las niñas internalizan desde una edad temprana. En consecuencia, los rasgos sutiles (dificultad para interpretar señales sociales, sensibilidades sensoriales o intereses restringidos) se ocultan más fácilmente. Los niños, en cambio, pueden mostrar comportamientos evidentes como hiperactividad, movimientos repetitivos o desafíos sociales directos, que atraen la atención antes. Como resultado, las niñas tienen un riesgo desproporcionado de diagnóstico tardío, problemas de salud mental y angustia internalizada, lo que resalta la intersección de las diferencias en el desarrollo neurológico y las expectativas de género.

El trabajo cognitivo y emocional que supone el enmascaramiento es considerable. Los niños deben monitorear continuamente su comportamiento, interpretar la retroalimentación social y adaptarse en tiempo real. Este esfuerzo genera estrés crónico, con consecuencias fisiológicas y psicológicas. La fatiga es una manifestación común; muchos niños se sienten agotados después de la escuela o de eventos sociales, incapaces de mantener su participación sin un gasto energético intenso. Las consecuencias emocionales incluyen ansiedad, inseguridad y una sensación de invisibilidad, ya que las experiencias internas pasan desapercibidas a pesar de la obediencia externa. Por lo tanto, el enmascaramiento funciona como un arma de doble filo: facilita la integración social y, al mismo tiempo, fomenta la vulnerabilidad.

El impacto del enmascaramiento prolongado se extiende hasta la adolescencia, un período de mayor complejidad social y autoconciencia. Las jerarquías sociales, el interés romántico y la formación de la identidad presentan desafíos que no siempre se pueden superar únicamente mediante la imitación. Los adolescentes pueden experimentar mayor ansiedad, síntomas depresivos o molestias psicosomáticas a medida que aumentan las exigencias del camuflaje. Las interacciones con los compañeros se vuelven más matizadas, lo que requiere una rápida interpretación de señales sociales complejas, humor sutil y reglas implícitas. Incluso quienes practican el enmascaramiento con mucha habilidad pueden tener dificultades, a medida que se amplía la brecha entre la experiencia interna y las expectativas externas, lo que genera tensión, confusión y tensión emocional.

Las consecuencias del uso de mascarillas para la salud mental son significativas. Los estudios indican que las personas que se camuflan de forma continua tienen un mayor riesgo de ansiedad, depresión y tendencias suicidas en comparación con sus compañeros diagnosticados tempranamente que reciben apoyo sin exigencias extensas de uso de mascarillas. El malestar emocional se acumula con el paso de los años, a menudo inadvertido para los cuidadores o educadores, quienes solo perciben la competencia social externa. La presión internalizada para cumplir con las expectativas, el miedo al fracaso social y la incapacidad de descansar con autenticidad contribuyen al agotamiento emocional. La discrepancia entre la apariencia y la realidad interna fomenta la confusión de identidad, y algunas personas cuestionan su autenticidad o autoestima.

El enmascaramiento también afecta el acceso a la intervención. Debido a que el comportamiento externo parece típico, los maestros y profesionales clínicos pueden no identificar los rasgos autistas, y las derivaciones para evaluación se retrasan. Sin un reconocimiento formal, los niños pierden la oportunidad de recibir terapia temprana, entrenamiento en habilidades sociales y adaptaciones ambientales. La consiguiente falta de apoyo exacerba el estrés y limita la adquisición de habilidades, creando un efecto multiplicador: el niño debe esforzarse más para mantener su desempeño social, mientras que carece de los recursos que podrían aliviar la tensión. Este retraso en la intervención refuerza la carga oculta del camuflaje, lo que subraya el papel crucial de la observación atenta y la evaluación matizada.

La dinámica familiar está entrelazada con experiencias de enmascaramiento. Los padres pueden elogiar la obediencia y la aparente competencia social, sin ser conscientes de la energía que requiere tal comportamiento. Hermanos, amigos y familiares pueden malinterpretar los momentos de retraimiento o la frustración privada como mal humor, desinterés o mala actitud. El niño, en busca de aprobación y aceptación, continúa enmascarando, reforzando un ciclo de lucha oculta. Los padres a menudo manifiestan sorpresa o preocupación cuando una evaluación formal revela autismo, ya que el comportamiento externo no había sugerido previamente la necesidad de una evaluación. Ser consciente del enmascaramiento puede cambiar la percepción familiar, impulsando estrategias de apoyo que validan las experiencias internas y reducen la necesidad de un camuflaje constante.

La trayectoria evolutiva de los niños con enmascaramiento varía. Algunos mantienen altos niveles de funcionamiento y se adaptan a las expectativas sociales con un coste emocional relativamente bajo, sobre todo cuando las exigencias del entorno son constantes y propicias.

Otros experimentan desafíos significativos, como estrés crónico, agotamiento y problemas de salud mental que surgen en la adolescencia o la adultez temprana. Los factores moderadores clave incluyen el apoyo parental, el acceso a terapia, las adaptaciones escolares y los recursos cognitivos y emocionales del individuo. Reconocer el enmascaramiento es esencial para comprender estos resultados divergentes y diseñar intervenciones que aborden tanto las habilidades como el bienestar emocional.

Los entornos educativos desempeñan un papel fundamental en la experiencia de enmascaramiento. Las escuelas suelen basarse en comportamientos visibles, el rendimiento académico y la observación del profesorado para identificar diferencias de aprendizaje o desarrollo. Los comportamientos enmascarados pueden confundir a los educadores: un niño puede destacar académicamente, seguir instrucciones y desenvolverse en las interacciones sociales con aparente éxito, mientras que en privado experimenta dificultades con la ansiedad o la sensibilidad sensorial. Cuando surgen dificultades, como la evitación del trabajo en grupo, el perfeccionismo o las quejas psicosomáticas, la causa subyacente puede no estar inmediatamente relacionada con el autismo. Los docentes capacitados para reconocer patrones más sutiles de enmascaramiento, retraimiento y estrés pueden facilitar una intervención temprana, reduciendo el riesgo acumulativo de salud mental.

Las relaciones con los compañeros ilustran aún más la doble naturaleza del enmascaramiento. Los niños enmascarados pueden mantener amistades y evitar conflictos, pero experimentan un mayor estrés interno. Pueden ser socialmente obedientes, pero carecen de una comprensión intuitiva de las relaciones, lo que crea desajustes sutiles que causan ansiedad o inseguridad. El interés romántico y las dinámicas de grupo en la adolescencia intensifican estos desafíos, a medida que los matices sociales se vuelven cada vez más cruciales.

El enmascaramiento puede permitir una participación funcional, pero no confiere una auténtica facilidad social, dejando a los niños vulnerables al agotamiento, la volatilidad emocional y la incomprensión relacional.

Los profesionales de la salud reconocen cada vez más la importancia del camuflaje en el autismo. Las herramientas de evaluación y los criterios diagnósticos están evolucionando para captar manifestaciones sutiles y dar cuenta de las conductas compensatorias. Los profesionales clínicos están capacitados para observar las discrepancias entre la conducta observada y la experiencia interna, indagar en la presencia de signos de fatiga y explorar estrategias de afrontamiento. Se anima a padres y docentes a proporcionar un contexto detallado sobre las conductas privadas, los patrones emocionales y los desafíos diarios. La detección temprana del enmascaramiento facilita el apoyo que aborda tanto el desarrollo de habilidades como la salud mental, mitigando los efectos a largo plazo del camuflaje prolongado.

Estudios de caso ilustran las consecuencias del enmascaramiento no reconocido. Una adolescente, socialmente hábil y con éxito académico, experimentó ansiedad severa, insomnio y perfeccionismo. Durante años, había imitado a sus compañeros, internalizado las expectativas sociales y evitado situaciones que pudieran revelar dificultades. Solo tras ser derivada a un especialista en ansiedad crónica, se reconoció el autismo, lo que explica los patrones subyacentes de afrontamiento y agotamiento. La terapia se centró no solo en las habilidades sociales, sino también en la regulación emocional, la autoconciencia y la reducción de las exigencias del enmascaramiento, destacando la intersección de los rasgos del neurodesarrollo, las expectativas del entorno y los resultados en la salud mental.

Otro ejemplo es el de un niño que se enmascaraba mediante la memorización de guiones sociales y la imitación del comportamiento de sus compañeros. Al principio, los profesores y los padres desconocían sus dificultades, y solo notaban irritabilidad o retraimiento ocasionales. Al llegar a la secundaria, el estrés acumulado le provocó ataques de pánico y síntomas depresivos, lo que requirió evaluación y diagnóstico. Las intervenciones se centraron tanto en la adquisición de habilidades como en el apoyo emocional, reduciendo la necesidad de camuflaje constante y mejorando el bienestar. Estas narrativas ilustran cómo el enmascaramiento retrasa la identificación, aumenta la vulnerabilidad y condiciona las trayectorias de salud mental a largo plazo.

El enmascaramiento, por lo tanto, representa tanto una estrategia como una consecuencia. Facilita la supervivencia social, la aceptación y la participación funcional, pero conlleva un coste oculto. El agotamiento emocional, la confusión de identidad y la demora en el apoyo son resultados comunes, especialmente cuando el enmascaramiento comienza en la primera infancia y continúa hasta la adolescencia. Reconocer el enmascaramiento es fundamental para una intervención oportuna, una terapia adecuada y la validación de las experiencias internas. Subraya la importancia de una comprensión matizada en la educación, la evaluación clínica y la crianza, garantizando que los niños reciban apoyo no solo en su desempeño externo, sino también en su interacción auténtica con el mundo.

En conclusión, el camuflaje ilustra la compleja interacción entre el desarrollo neurológico, las expectativas sociales y la salud mental. Los niños que ocultan rasgos autistas se desenvuelven en la vida cotidiana con un esfuerzo extraordinario, logrando una conformidad externa mientras negocian internamente las diferencias.

Si bien el uso de mascarillas puede proteger temporalmente contra el ostracismo social, retrasa el diagnóstico, reduce el acceso a la intervención temprana y aumenta la vulnerabilidad a la ansiedad, la depresión y el agotamiento. Conocer el uso de mascarillas permite a educadores, profesionales clínicos y cuidadores identificar manifestaciones sutiles, brindar apoyo específico y fomentar la resiliencia, enfatizando que el reconocimiento y la validación de la experiencia interna del niño son tan cruciales como la enseñanza de habilidades sociales o cognitivas. Comprender el uso de mascarillas es esencial para apoyar la salud mental, promover la autoexpresión auténtica y garantizar que las necesidades de ningún niño permanezcan ocultas.

Capítulo 13 – La revelación adolescente

La adolescencia es un período de inmensos cambios, un crisol donde convergen las presiones sociales, emocionales y cognitivas. Para algunas personas con autismo, estos años presentan desafíos que revelan diferencias que antes habían estado enmascaradas o pasadas por alto. En la infancia, ciertos rasgos podían compensarse mediante la imitación, la estructura o el andamiaje de los adultos, pero las exigencias de la pubertad, las dinámicas cambiantes entre pares y la creciente complejidad académica a menudo exponen vulnerabilidades. La adolescencia revela un momento en el que el perfil subyacente del neurodesarrollo ya no puede ocultarse mediante estrategias de afrontamiento, lo que atrae la atención de educadores, profesionales clínicos y familias, y con frecuencia conduce a un primer diagnóstico formal.

Para muchos adolescentes, las expectativas sociales se intensifican drásticamente. Las amistades se vuelven más complejas, lo que requiere una comprensión matizada de las reglas no escritas, el sarcasmo y las sutiles señales de emoción e intención. El adolescente debe navegar por las jerarquías de pares, gestionar conflictos e interpretar señales sociales complejas que antes se simplificaban con la supervisión adulta. Quienes se enmascararon o se adaptaron en la infancia descubren que la carga cognitiva y emocional que requiere mantener las apariencias se vuelve insostenible. La fatiga, la ansiedad y la frustración se manifiestan de maneras que ya no pueden ignorarse. Los maestros y los padres comienzan a notar comportamientos que parecen incompatibles con las normas de su edad: retraimiento de las actividades grupales, dificultad para mantener conversaciones o malentendidos recurrentes a pesar de una aparente competencia previa.

Las presiones académicas se intensifican durante la adolescencia, revelando aún más los rasgos del autismo. Las tareas que requieren multitarea, pensamiento flexible y resolución de problemas abstractos pueden revelar diferencias en el funcionamiento ejecutivo. Un estudiante que destacó en entornos estructurados puede tener dificultades con tareas abiertas, proyectos grupales o exigencias cambiantes en el aula. La brecha entre la capacidad interna y las expectativas de rendimiento se amplía, lo que a menudo genera estrés, perfeccionismo o conductas de evitación. En algunos casos, el deterioro de las calificaciones o un rendimiento inconsistente dan lugar a evaluaciones educativas, revelando diferencias subyacentes en el desarrollo neurológico. La combinación de complejidad social y desafío académico crea un punto de inflexión: lo que antes era manejable en entornos controlados se convierte en una fuente de tensión constante.

La pubertad introduce cambios hormonales, físicos y emocionales que agravan las presiones de la adolescencia. Una mayor sensibilidad emocional, una mayor autoconciencia y dinámicas de identidad cambiantes amplifican el estrés interno. Las sensibilidades sensoriales, previamente toleradas o inadvertidas, pueden volverse abrumadoras a medida que los cambios corporales alteran la percepción. Los patrones de sueño, el apetito y la regulación emocional se ven alterados, lo que dificulta aún más las estrategias de afrontamiento. El adolescente que antes podía "arreglárselas" con un enmascaramiento cuidadoso ahora experimenta fatiga y ansiedad difíciles de disimular. Padres y educadores observan cambios de humor, crisis nerviosas o conductas de evitación, lo que a menudo genera preguntas, preocupación y, finalmente, derivación para evaluación.
El descubrimiento del autismo en la adolescencia suele traer consigo una compleja mezcla de alivio y dolor. Para muchos adolescentes, un diagnóstico formal proporciona validación: una explicación a años de sentirse diferentes, incomprendidos o aislados. Las experiencias internas ya no se descartan como meras peculiaridades de la personalidad o pereza, y el adolescente puede comenzar a comprender sus propios patrones cognitivos y emocionales con claridad. Al mismo tiempo, el diagnóstico puede provocar duelo, reflejando arrepentimiento por la pérdida de oportunidades de apoyo temprano, intervenciones y estrategias que podrían haber mitigado el estrés y la ansiedad. Los adolescentes pueden lamentar los efectos acumulativos de años dedicados a enmascarar, malinterpretar y esforzarse por ajustarse a expectativas tácitas.

Las dificultades sociales suelen ser el catalizador más visible del diagnóstico tardío. Los adolescentes que antes interactuaban con sus compañeros mediante la imitación pueden encontrar estas estrategias insuficientes a medida que las situaciones sociales se vuelven más fluidas y matizadas. Un proyecto grupal en la escuela puede revelar dificultades para interpretar señales no verbales o coordinar respuestas. Una conversación con compañeros puede revelar sarcasmo pasado por alto, significados implícitos o cambios emocionales sutiles. El interés romántico, las dinámicas complejas de amistad y la presión de grupo agravan estos desafíos. Con el tiempo, los errores sociales repetidos aumentan el estrés y la timidez, y los cuidadores detectan patrones que sugieren diferencias más allá del comportamiento típico de los adolescentes.

Los problemas de salud mental suelen acompañar la revelación adolescente. La ansiedad, la depresión y la desregulación emocional suelen surgir a medida que se intensifican las exigencias sociales y académicas. Enmascarar las estrategias que previamente permitieron la adaptación funcional puede provocar agotamiento, irritabilidad y retraimiento.

Los adolescentes pueden desarrollar tendencias perfeccionistas, autocrítica o una mayor sensibilidad al fracaso percibido. Algunos se aíslan, mientras que otros experimentan molestias psicosomáticas, trastornos del sueño o dificultades psicosociales. La aparición de problemas de salud mental suele llevar a los padres o educadores a buscar una evaluación profesional, lo que lleva al reconocimiento de rasgos de autismo que no se habían diagnosticado.

El diagnóstico tardío en la adolescencia también está condicionado por el género. Las niñas y mujeres jóvenes suelen recibir reconocimiento más tarde que los niños debido a un mayor enmascaramiento, las expectativas sociales de conformidad social y manifestaciones más sutiles de ciertos rasgos. Una niña que ha internalizado las normas sociales puede parecer desenvolverse eficazmente en grupos de amigos, pero experimentar estrés crónico, ansiedad y confusión de identidad. Cuando las interacciones con los compañeros o las exigencias académicas se intensifican durante la pubertad, estas diferencias latentes se hacen evidentes. Por lo tanto, el momento del diagnóstico suele estar influenciado por una combinación del perfil del neurodesarrollo, la capacidad de enmascaramiento y las expectativas sociales de género.

La dinámica familiar desempeña un papel fundamental en la revelación adolescente. Los padres pueden reflexionar sobre años de lucha, preguntándose si las primeras señales se pasaron por alto o se malinterpretaron. Los hermanos pueden recordar diferencias en el comportamiento social, la comunicación o el procesamiento sensorial que antes se pasaban por alto. Los cuidadores pueden experimentar una combinación de alivio (al comprender finalmente el origen de los desafíos de su hijo) y culpa por la demora en reconocerlo. Esta compleja respuesta emocional es un componente común de la revelación adolescente, lo que enfatiza la importancia de la educación, el apoyo y la participación familiar en la planificación posterior al diagnóstico.

Los entornos educativos suelen servir como escenario para desenmascarar a los alumnos. Los docentes pueden notar inconsistencias entre el rendimiento académico y la participación social, u observar dificultades recurrentes en las tareas grupales y la comunicación. Los orientadores escolares o psicólogos pueden reconocer patrones consistentes con las diferencias del neurodesarrollo, lo que motiva una evaluación formal. El entorno escolar, con sus dinámicas exigencias sociales y cognitivas, a menudo proporciona el contraste necesario para exponer rasgos que habían sido enmascarados o compensados en años anteriores. Las observaciones en estos contextos son esenciales para una evaluación precisa y la planificación del apoyo.

La comparación con los pares es otro factor que contribuye a la revelación. Los adolescentes comienzan a notar diferencias en sus experiencias sociales, intereses y respuestas a las señales emocionales. Los amigos pueden manejar la ambigüedad social con facilidad, mientras que el adolescente tiene dificultades para anticipar reacciones o gestionar conflictos. Los intereses románticos pueden resaltar diferencias en la comunicación, la empatía o la reciprocidad emocional. La exclusión social, los malentendidos repetidos y la retroalimentación de los pares a menudo generan un estrés inenmascarable. Esta mayor conciencia de la diferencia con frecuencia motiva al adolescente o a sus cuidadores a buscar evaluación y apoyo.

La conciencia cognitiva y emocional en la adolescencia amplifica el impacto del diagnóstico tardío. Los adolescentes son más capaces de reflexionar sobre sus experiencias internas y reconocer la disparidad entre su percepción y las expectativas externas.

El cuestionamiento, la frustración y la ansiedad ante la diferencia se vuelven más evidentes. Algunos adolescentes experimentan una sensación de alienación, al reconocer que han estado viviendo la vida sin la comprensión ni las adaptaciones que se les ofrecen a sus compañeros diagnosticados tempranamente. Esta conciencia cognitiva puede ser a la vez angustiante y motivadora, lo que los lleva a buscar evaluación formal, terapia y redes de apoyo.

El proceso de evaluación durante la adolescencia suele incluir múltiples evaluaciones: pruebas psicológicas, evaluación socioemocional, evaluación cognitiva y observación clínica. Se entrevista a los cuidadores sobre el desarrollo temprano, aunque la información puede ser limitada o incompleta. Los propios adolescentes pueden aportar información sobre sus experiencias internas, estrategias de afrontamiento y dificultades en la interacción con sus compañeros. Una evaluación integral ayuda a diferenciar el autismo de otras afecciones, contextualiza los rasgos de aparición tardía e identifica comorbilidades de salud mental. Un diagnóstico preciso durante este período proporciona un marco para comprender las experiencias, necesidades y fortalezas del adolescente.

Los resultados de salud mental tras un diagnóstico tardío se ven condicionados por años de diferencias no reconocidas. La ansiedad, la depresión y el estrés social pueden estar arraigados, lo que requiere una intervención específica junto con apoyos específicos para el autismo. Las estrategias cognitivas, los mecanismos de afrontamiento y las conductas aprendidas durante la infancia pueden requerir ajustes para adaptarlas a la nueva comprensión de las diferencias en el neurodesarrollo.

La terapia suele enfatizar la regulación emocional, las habilidades sociales, la autocompasión y las estrategias para reducir la fatiga de enmascaramiento. Las intervenciones de apoyo en esta etapa pueden mejorar significativamente el bienestar, aunque los desafíos del reconocimiento tardío siguen siendo un contexto importante para la atención.

La revelación adolescente a menudo impulsa una reevaluación de la identidad. Los adolescentes pueden reflexionar sobre años de diferencia, enmascaramiento e incomprensión, y comenzar a reconstruir su autopercepción a la luz del diagnóstico. El alivio y la validación coexisten con el duelo por la pérdida de oportunidades de apoyo temprano. Los adolescentes pueden buscar comunidades de iguales con experiencias similares, participar en la autodefensa y explorar maneras de afrontar los desafíos sociales, académicos y emocionales con autenticidad. La formación de la identidad, previamente complicada por el enmascaramiento y la incomprensión, puede volverse más coherente y consolidada tras el reconocimiento de los rasgos del autismo.

Las redes de apoyo social son cruciales durante la revelación adolescente. Padres, educadores, pares y profesionales clínicos contribuyen a la autocomprensión del adolescente y a sus estrategias de adaptación. Los grupos de apoyo entre pares, la mentoría y las comunidades en línea brindan validación y orientación, reduciendo la sensación de aislamiento. La participación familiar garantiza el refuerzo constante de las estrategias de afrontamiento, las adaptaciones ambientales y el apoyo emocional. La combinación de comprensión social, orientación profesional y validación entre pares facilita la transición del adolescente de la supervivencia enmascarada a una interacción más auténtica con el mundo.

La adolescencia también ofrece oportunidades para el autodescubrimiento. Muchos adolescentes con diagnóstico tardío identifican fortalezas, intereses y habilidades únicas que previamente habían quedado eclipsadas por los intentos de enmascaramiento o conformismo. Los intereses específicos, las habilidades analíticas, la creatividad y la resiliencia emergen como fuentes de confianza e identidad. Estas fortalezas, al reconocerse y cultivarse, contribuyen al bienestar emocional, la autoeficacia y el funcionamiento adaptativo. El diagnóstico tardío, si bien representa un desafío, proporciona el marco para que los adolescentes integren su perfil de neurodesarrollo en una comprensión coherente de sí mismos, orientando sus futuras decisiones en materia de educación, relaciones y trayectorias profesionales.

En conclusión, la revelación adolescente es un proceso complejo y multifacético en el que los rasgos autistas se vuelven innegables bajo las presiones combinadas de la pubertad, las exigencias sociales y la complejidad académica. Para muchos, el diagnóstico tardío brinda alivio, validación y acceso a apoyos que antes no estaban disponibles, a la vez que provoca el duelo por años de diferencias no reconocidas. Factores sociales, académicos, emocionales y familiares convergen para crear un punto de inflexión en la comprensión, lo que conduce a intervenciones que promueven las habilidades adaptativas, la salud mental y la autoconciencia. Reconocer y apoyar a los adolescentes durante esta revelación es fundamental para fomentar la resiliencia, reducir el estrés y garantizar que las diferencias del neurodesarrollo se comprendan, validen y aborden.

Capítulo 14 – Diferencias genéticas y biológicas en el diagnóstico tardío

El autismo es un trastorno complejo del neurodesarrollo, y su manifestación se ve influenciada por una intrincada interacción entre la genética, la biología y el entorno. Si bien las personas diagnosticadas tempranamente suelen mostrar patrones reconocibles desde la infancia, un creciente número de investigaciones destaca que quienes reciben un diagnóstico posterior —normalmente al final de la infancia o la adolescencia— pueden presentar perfiles genéticos y biológicos distintivos. Estas diferencias no son meramente académicas; ayudan a explicar por qué ciertos rasgos emergen más tarde, por qué el enmascaramiento y la adaptación sutil son posibles en la infancia, y por qué las personas diagnosticadas tardíamente pueden tener un mayor riesgo de padecer trastornos de salud mental coexistentes como el TDAH, la depresión o el TEPT.

La genética desempeña un papel fundamental en el autismo, pero no todas las personas autistas comparten los mismos marcadores genéticos ni susceptibilidades. Estudios a gran escala, incluyendo análisis de asociación genómica, han revelado que el autismo es altamente hereditario; sin embargo, los patrones específicos de correlación genética varían según el momento del diagnóstico. Las personas diagnosticadas en la primera infancia suelen presentar características genéticas asociadas con déficits básicos de comunicación social y conductas repetitivas, mientras que las personas diagnosticadas tardíamente muestran una constelación más amplia de vínculos genéticos que se intersecan con la regulación de la atención, los trastornos del estado de ánimo y la respuesta al estrés. Estas diferencias son sutiles y requieren una interpretación cuidadosa, pero proporcionan una perspectiva crucial sobre por qué ciertos rasgos pueden pasar desapercibidos hasta la adolescencia o más tarde.

Las bases biológicas del autismo diagnosticado tardíamente trascienden la genética y abarcan diferencias en el desarrollo neurológico, como la estructura y la conectividad cerebral. Estudios de imagen revelan variaciones en regiones como la corteza prefrontal, la amígdala y el cerebelo, cruciales para la regulación emocional, la cognición social y la función ejecutiva. En muchos adolescentes con diagnóstico tardío, estas áreas pueden contribuir al funcionamiento compensatorio en la primera infancia, lo que facilita un enmascaramiento y una adaptación eficaces. Sin embargo, con el tiempo, las exigencias acumuladas de interacciones sociales complejas, las expectativas académicas y los cambios hormonales durante la pubertad pueden saturar estas redes compensatorias, lo que genera diferencias notables que requieren evaluación.

Las afecciones coexistentes diferencian aún más el autismo de diagnóstico tardío. El TDAH es una comorbilidad común que afecta la atención, el control de impulsos y la función ejecutiva. La superposición genética entre el autismo de diagnóstico tardío y el TDAH sugiere la existencia de genes de susceptibilidad compartidos que influyen en las trayectorias del neurodesarrollo. Estos rasgos superpuestos pueden ocultar el fenotipo autista en la infancia: la hiperactividad, la distracción o el comportamiento impulsivo pueden llamar la atención, mientras que las diferencias sociales permanecen sutiles. A medida que los niños maduran y el enmascaramiento se vuelve menos factible, los efectos combinados de los rasgos de autismo y TDAH se hacen más evidentes, lo que a menudo motiva la derivación para una evaluación integral.

Los trastornos del estado de ánimo, como la depresión y la ansiedad, también son más frecuentes entre las personas con diagnóstico tardío. Las correlaciones genéticas indican que muchos genes vinculados al autismo con diagnóstico tardío también interactúan con las vías de regulación del estado de ánimo.

Estos genes influyen en los sistemas de neurotransmisores, la reactividad al estrés y el procesamiento emocional, creando una predisposición biológica a la internalización de los síntomas. Los adolescentes que han pasado años enmascarando sus diferencias o luchando por adaptarse a las presiones sociales y académicas pueden experimentar estrés acumulativo que desencadena episodios depresivos o trastornos de ansiedad. Comprender estas intersecciones biológicas permite a los profesionales sanitarios y cuidadores anticipar las necesidades de salud mental e integrar apoyos que aborden tanto los rasgos del autismo como el bienestar emocional.

Los mecanismos de respuesta al estrés son otro aspecto clave del autismo de diagnóstico tardío. El eje hipotálamo-hipofisario-adrenal (HPA), que regula el cortisol y otras hormonas del estrés, puede funcionar de forma diferente en personas con rasgos de aparición tardía. Una sutil desregulación de las vías del estrés puede aumentar la sensibilidad a los desafíos sociales o ambientales, lo que hace que el enmascaramiento sea cada vez más exigente con el tiempo. Si bien un niño puede haber gestionado las expectativas sociales tempranas, la adolescencia introduce nuevas presiones que activan los circuitos del estrés de maneras nunca antes experimentadas. La vulnerabilidad biológica al estrés amplifica las consecuencias emocionales del enmascaramiento, contribuyendo a la ansiedad, la fatiga emocional y los síntomas psicosomáticos, y reforzando la necesidad de un apoyo personalizado.

Los estudios genéticos también resaltan la heterogeneidad del autismo diagnosticado tardíamente. Las puntuaciones de riesgo poligénico, que estiman la influencia acumulada de múltiples variantes genéticas, difieren entre las poblaciones con diagnóstico temprano y tardío.

Las personas con diagnóstico tardío suelen presentar una mayor superposición poligénica con afecciones como el TEPT, la tendencia a la autolesión y la sensibilidad al trauma. Esto sugiere que no solo los rasgos inherentes del neurodesarrollo, sino también las interacciones ambientales, incluidas las experiencias adversas, influyen significativamente en la presentación de los rasgos del autismo. La interacción entre la predisposición genética y los desencadenantes ambientales explica por qué ciertas personas permanecen sin diagnóstico durante años a pesar de presentar sutiles diferencias en su comportamiento.

Los mecanismos epigenéticos arrojan más luz sobre la biología del autismo diagnosticado tardíamente. La expresión génica no es fija; puede ser modulada por factores ambientales como el estrés prenatal, la nutrición y las experiencias tempranas. En algunos adolescentes con diagnóstico tardío, la capacidad adaptativa temprana puede haber enmascarado rasgos emergentes, pero las presiones ambientales, los cambios hormonales y el estrés acumulado pueden alterar los patrones de expresión génica, amplificando las diferencias sociales, emocionales y cognitivas. Estos cambios biológicos ayudan a explicar por qué una persona que funcionó adaptativamente en la infancia puede comenzar a mostrar dificultades evidentes durante la adolescencia, lo que lleva a un diagnóstico formal.

La interacción entre la biología y el entorno es particularmente evidente en la manifestación de sensibilidades sensoriales. Muchas personas con diagnóstico tardío experimentan hipersensibilidad a la luz, el sonido, la textura u otros estímulos sensoriales; sin embargo, estas diferencias podrían no haber sido lo suficientemente disruptivas en la primera infancia como para llamar la atención.

Estudios neurobiológicos revelan diferencias en las redes de procesamiento sensorial, incluyendo las regiones corticales y subcorticales, que afectan la percepción e integración de estímulos sensoriales. Con el tiempo, a medida que aumenta la complejidad del entorno, las diferencias sensoriales se acentúan, contribuyendo a la fatiga, la irritabilidad y el aislamiento social. Estas experiencias, con raíces biológicas, desenmascaran aún más los rasgos autistas y respaldan la necesidad de intervenciones basadas en la sensibilidad sensorial.

Las vías biológicas que vinculan el autismo diagnosticado tardíamente con los trastornos de salud mental son multifacéticas. Sistemas de neurotransmisores como la serotonina, la dopamina y el GABA intervienen tanto en los rasgos autistas como en la regulación del estado de ánimo. Las variaciones en estos sistemas influyen en la reactividad emocional, el procesamiento de recompensas y la flexibilidad cognitiva, lo que determina cómo las personas con diagnóstico tardío responden a los desafíos sociales. Por ejemplo, un adolescente que ha logrado ocultar sus dificultades sociales durante años puede experimentar un aumento de la ansiedad o síntomas depresivos cuando las exigencias sociales superan su capacidad de afrontamiento. Las predisposiciones biológicas se entrecruzan con las experiencias vividas, lo que refuerza la importancia de una evaluación integral y un apoyo individualizado.

Los cambios hormonales durante la pubertad también se entrelazan con diferencias genéticas y del desarrollo neurológico. La adolescencia introduce fluctuaciones en los niveles de estrógeno, testosterona y otros factores endocrinos que influyen en la regulación emocional, la cognición y el comportamiento social. En las personas con diagnóstico tardío, estos cambios hormonales pueden revelar rasgos previamente compensados, aumentar la sensibilidad emocional o exacerbar trastornos coexistentes del estado de ánimo o de la atención.

Comprender el contexto biológico de la pubertad es esencial para interpretar las revelaciones adolescentes y diseñar apoyos que se adapten a las influencias hormonales y del neurodesarrollo.

La regulación del sueño es otro aspecto influenciado por diferencias genéticas y biológicas. La alteración de los ritmos circadianos, común en personas con diagnóstico tardío, puede exacerbar las dificultades emocionales y cognitivas. Las alteraciones del sueño intensifican la fatiga, reducen la tolerancia a las exigencias sociales y académicas y aumentan la vulnerabilidad a la ansiedad y la depresión. La variación genética en los genes circadianos puede contribuir a estos patrones, vinculando el autismo con diagnóstico tardío con diferencias neurobiológicas más amplias que afectan el funcionamiento diario y la salud mental.

El reconocimiento de perfiles genéticos y biológicos distintivos en el autismo de diagnóstico tardío tiene implicaciones prácticas para la intervención. Los profesionales clínicos reconocen cada vez más que el diagnóstico tardío no indica la ausencia de rasgos autistas, sino que refleja la interacción entre la biología, el entorno y las estrategias compensatorias. Las intervenciones deben tener en cuenta las afecciones coexistentes, la sensibilidad al estrés y los problemas de la función ejecutiva, así como las diferencias fundamentales en la comunicación social. Los enfoques que integran la terapia para la ansiedad, la regulación de la atención y los trastornos del estado de ánimo junto con apoyos específicos para el autismo son los más eficaces, ya que reflejan la compleja biología subyacente a los rasgos de aparición tardía.

Ejemplos de casos ilustran estas vías biológicas. Un adolescente, cuyos desafíos sociales habían sido sutiles en la infancia, presentó ansiedad severa y dificultades de atención durante la secundaria.

Las pruebas genéticas revelaron solapamientos de riesgo poligénico para el TDAH y la depresión, en consonancia con los rasgos coexistentes observados. Las neuroimágenes identificaron diferencias en la conectividad prefrontal y límbica, lo que explica las dificultades en la regulación emocional bajo estrés social. Las intervenciones dirigidas abordaron tanto los rasgos centrales del autismo como las afecciones coexistentes, lo que resultó en una mejora del rendimiento académico, la confianza social y la estabilidad de la salud mental.

Otro caso involucró a un adolescente con una sensibilidad sensorial pronunciada y una mayor reactividad al estrés, previamente enmascarada mediante rutinas estructuradas y una planificación cuidadosa. Los cambios hormonales durante la pubertad intensificaron las respuestas emocionales, revelando diferencias socioemocionales que motivaron el diagnóstico. Las estrategias de intervención incorporaron apoyos sensoriales, terapia cognitivo-conductual para la ansiedad y desarrollo de habilidades para situaciones sociales, destacando la integración de la comprensión biológica en el apoyo práctico. Estos ejemplos subrayan que el diagnóstico tardío suele ser un reflejo de la interacción entre la predisposición genética, la adaptación al neurodesarrollo y el contexto ambiental, más que una falla en la detección o la atención.

En conclusión, el autismo de diagnóstico tardío se caracteriza por características genéticas y biológicas distintivas que lo diferencian de las presentaciones de diagnóstico temprano. Los patrones de riesgo poligénico, la conectividad del neurodesarrollo, la función de los neurotransmisores, las influencias hormonales y la regulación del estrés contribuyen a un perfil en el que los rasgos pueden permanecer sutiles en la infancia, pero emerger durante la adolescencia bajo crecientes presiones sociales, académicas y emocionales. Trastornos coexistentes como el TDAH, la depresión y el TEPT son más prevalentes, lo que refleja vías genéticas y biológicas compartidas. Reconocer estas diferencias es fundamental para un diagnóstico preciso, una intervención oportuna y un apoyo personalizado que aborde tanto los rasgos del neurodesarrollo como los resultados de salud mental. Comprender la biología del autismo diagnosticado tardíamente replantea la narrativa, pasando de la detección inadvertida a una apreciación de las complejas trayectorias del desarrollo, enfatizando la necesidad de una observación matizada, una evaluación integral e intervenciones que integren consideraciones biológicas, psicológicas y sociales.

Capítulo 15 – Riesgos para la salud mental en el autismo de diagnóstico tardío

El autismo diagnosticado tardíamente suele ir acompañado de una acumulación silenciosa de estrés, ansiedad y tensión emocional que puede manifestarse en profundos problemas de salud mental. A diferencia de quienes reciben un diagnóstico temprano, quienes pueden haberse beneficiado de intervenciones específicas y apoyos estructurados durante los años críticos de su desarrollo, quienes reciben el diagnóstico al final de la infancia o la adolescencia suelen enfrentarse a años de incomprensión, enmascaramiento y necesidades insatisfechas. Esta prolongada lucha puede crear un terreno fértil para la depresión, las autolesiones e incluso la ideación suicida, y subraya la vital importancia del reconocimiento oportuno.

La carga emocional de afrontar la vida sin comprender las propias diferencias en el desarrollo neurológico es considerable. Adolescentes y jóvenes adultos a menudo reportan sentirse fundamentalmente diferentes de sus compañeros, incomprendidos por la familia e invisibles en contextos sociales o académicos. Estas experiencias internas se ven agravadas por repetidas experiencias de fracaso o rechazo social. Un adolescente que ha pasado años enmascarando rasgos autistas puede descubrir que el esfuerzo cognitivo y emocional que requiere mantener las apariencias se vuelve agotador. Este agotamiento suele ser invisible para los demás, pero internamente contribuye a una sensación generalizada de incompetencia y desesperación.

La depresión es uno de los problemas de salud mental más comunes en el autismo con diagnóstico tardío. Los síntomas suelen incluir tristeza persistente, baja motivación, menor interés en actividades que antes disfrutaba y sentimientos de desesperanza.

En muchos casos, la depresión surge como consecuencia acumulativa de años de adaptación a entornos no diseñados para personas neurodivergentes. La incapacidad para cumplir con las expectativas sociales, sumada a las presiones académicas y al estrés del enmascaramiento, erosiona gradualmente la resiliencia. Los adolescentes pueden internalizar las críticas, culpándose por dificultades que tienen su origen en diferencias del desarrollo neurológico en lugar de en deficiencias personales.

La autolesión y la ideación suicida son riesgos elevados para quienes reciben un diagnóstico posterior. Los estudios indican que las personas con autismo no reconocido durante sus años de formación son más vulnerables a estos resultados, especialmente cuando presentan ansiedad o depresión concomitantes. La falta de comprensión por parte de compañeros, profesores e incluso familiares puede generar intensos sentimientos de aislamiento, reforzando la idea de que la persona es fundamentalmente "diferente" o "rota". Para algunos, la autolesión se convierte en un mecanismo de afrontamiento, una válvula de escape para una angustia emocional abrumadora o un método para recuperar el control.

El entorno social desempeña un papel fundamental en los riesgos para la salud mental de las personas con diagnóstico tardío. Los adolescentes son particularmente sensibles a la retroalimentación de sus compañeros, y las experiencias repetidas de fracaso social, exclusión o acoso pueden exacerbar el malestar emocional. Un adolescente que se ha enmascarado durante años puede experimentar un colapso repentino en su desempeño social cuando las exigencias de sus compañeros se vuelven demasiado complejas o abrumadoras. Los amigos pueden percibir el retraimiento, la irritabilidad o las respuestas bruscas como rechazo personal, lo que profundiza la sensación de aislamiento. Con el tiempo, estas experiencias crean un ciclo de retroalimentación en el que el fracaso social refuerza la baja autoestima, los síntomas depresivos y los sentimientos de alienación.

La ansiedad es casi universal entre las personas con diagnóstico tardío. El estrés crónico derivado de afrontar las exigencias sociales y académicas sin el apoyo suficiente contribuye a una mayor vigilancia, preocupación y reactividad emocional. La ansiedad suele persistir junto con la depresión, lo que magnifica su impacto. En algunos casos, la ansiedad se manifiesta con síntomas físicos como dolores de cabeza, dolores de estómago o alteraciones del sueño, lo que dificulta aún más el funcionamiento. Los adolescentes pueden desarrollar conductas de evitación, retirándose de actividades que les generan estrés social o cognitivo, lo que puede agravar los sentimientos de aislamiento e incompetencia.

Estudios de casos reales ilustran el efecto acumulativo del diagnóstico tardío. Un adolescente pasó años destacando en tareas académicas estructuradas, pero tuvo dificultades en proyectos grupales y actividades sociales. Los maestros interpretaron el retraimiento como pereza, mientras que sus compañeros lo etiquetaron como "raro" o "tímido". Para cuando se realizó una evaluación formal a los catorce años, ya habían surgido síntomas de depresión, como fatiga crónica, irritabilidad y autoaislamiento. El diagnóstico final de autismo proporcionó alivio y validación, ayudando al individuo y a su familia a comprender el origen de las dificultades sociales y emocionales. Se implementaron apoyos específicos, que incluyeron terapia para la ansiedad y la depresión, adaptaciones para sensibilidades sensoriales y entrenamiento en habilidades sociales, lo que mejoró drásticamente su bienestar emocional.

Otro caso involucró a un adolescente que había ocultado sus diferencias desde la infancia. La sensibilidad sensorial, la concentración intensa en intereses específicos y las dificultades con la reciprocidad emocional se habían interpretado como peculiaridades más que como signos de autismo.

En la adolescencia, el rechazo social y el acoso agravaron la angustia emocional, lo que provocó autolesiones frecuentes e ideas suicidas. El diagnóstico final a los dieciséis años replanteó la narrativa, pasando del fracaso personal a una diferencia en el desarrollo neurológico, lo que facilitó el acceso a apoyo de salud mental e intervenciones específicas para el autismo. La reducción gradual del enmascaramiento, junto con la terapia y el apoyo entre iguales, ayudó a recuperar la autonomía y la estabilidad emocional.

La confluencia de trastornos coexistentes amplifica los riesgos para la salud mental. El TDAH, común en personas con diagnóstico tardío, puede exacerbar los sentimientos de fracaso o las dificultades sociales. La impulsividad, la distracción o la hiperactividad pueden haber provocado repetidas críticas negativas en la escuela o en casa, lo que refuerza la autocrítica. De igual manera, las personas con predisposición genética a la depresión o la ansiedad pueden experimentar consecuencias emocionales más intensas cuando su autismo no se reconoce. El efecto combinado de los trastornos coexistentes y el enmascaramiento prolongado crea un perfil de vulnerabilidad único, lo que pone de relieve la necesidad de una evaluación integral y enfoques terapéuticos integrados.

El enmascaramiento y el camuflaje, que a menudo retrasan el diagnóstico, tienen una relación paradójica con la salud mental. Si bien el enmascaramiento puede facilitar el funcionamiento en contextos sociales y académicos, conlleva un coste emocional significativo. El esfuerzo sostenido que requiere imitar comportamientos neurotípicos puede provocar fatiga crónica, agotamiento emocional y disminución de la autoeficacia.

Los adolescentes diagnosticados tardíamente a menudo informan que el esfuerzo por ocultar las diferencias contribuyó a un intenso estrés interno, ansiedad y sentimientos de alienación, que pueden manifestarse como síntomas depresivos o autolesiones.

El diagnóstico final proporciona validación, pero la acumulación previa de estrés subraya la importancia del reconocimiento temprano siempre que sea posible.

La dinámica familiar influye en los resultados de salud mental en personas con autismo diagnosticado tardíamente. Las familias que apoyan, validan las experiencias, brindan comprensión y buscan activamente intervenciones pueden mitigar los riesgos de depresión y autolesión. Por el contrario, las familias que interpretan las diferencias como mala conducta intencional o falta de esfuerzo pueden, sin darse cuenta, intensificar la angustia. Los adolescentes que se sienten sin apoyo o incomprendidos en casa son más propensos a internalizar las dificultades, lo que contribuye a la tensión emocional crónica. Educar a los cuidadores sobre los desafíos únicos que enfrentan las personas con diagnóstico tardío es crucial para fomentar factores de protección que reduzcan los riesgos para la salud mental.

Las escuelas desempeñan un papel fundamental tanto para exacerbar como para mitigar los riesgos de salud mental. Los adolescentes con dificultades sociales o académicas sin adaptaciones adecuadas suelen experimentar fracasos repetidos, rechazo social y estigmatización. La falta de comprensión por parte de profesores y compañeros puede reforzar sentimientos de incompetencia y aislamiento. Por otro lado, las escuelas que ofrecen apoyo individualizado, programas de concientización y recursos de salud mental ayudan a mitigar el estrés emocional. La implementación de adaptaciones estructuradas, el entrenamiento en habilidades sociales y la mentoría entre pares pueden reducir la intensidad de los factores estresantes que contribuyen a la depresión o la autolesión.

El contexto cultural también influye en la trayectoria de salud mental de las personas con diagnóstico tardío. En sociedades donde la neurodivergencia está estigmatizada o malinterpretada, los adolescentes pueden enfrentarse a una mayor presión para conformarse, lo que aumenta el comportamiento de enmascaramiento y la autocrítica internalizada. Las expectativas culturales respecto al rendimiento académico, la competencia social y las normas de género pueden exacerbar el estrés, contribuyendo así a los problemas de salud mental. Reconocer estos factores sociales es fundamental para profesionales clínicos y cuidadores a la hora de diseñar intervenciones que tengan en cuenta las influencias personales y contextuales en el bienestar.

El acceso a la atención de salud mental es un factor determinante en los resultados. Los adolescentes que enfrentan barreras para acceder a terapia, asesoramiento o intervenciones específicas para el autismo son más vulnerables a la depresión crónica, la ansiedad y las autolesiones. El diagnóstico tardío suele coincidir con la pérdida de oportunidades de apoyo temprano, lo que intensifica la vulnerabilidad. Por otro lado, se ha demostrado que el acceso oportuno a servicios integrales de salud mental, como la terapia cognitivo-conductual, el desarrollo de habilidades sociales y el apoyo para trastornos coexistentes, reduce el riesgo y mejora los resultados a largo plazo. Por lo tanto, la concienciación, la defensa y el apoyo sistémico son esenciales para abordar los mayores riesgos para la salud mental que conlleva el diagnóstico tardío del autismo.

Las redes de apoyo entre pares pueden desempeñar un papel protector. Los adolescentes que conectan con otros que comparten experiencias similares suelen experimentar una reducción de la sensación de aislamiento y una mayor validación de sus dificultades. Las comunidades en línea, los grupos de apoyo locales o los programas de mentoría entre pares ofrecen oportunidades de interacción social, asesoramiento y apoyo emocional.

Estas redes pueden proteger contra la depresión, mejorar las habilidades de afrontamiento y fomentar estrategias adaptativas para afrontar los desafíos sociales y académicos. La combinación de la validación entre pares y la intervención profesional es particularmente eficaz para mitigar la tensión emocional acumulada asociada con el diagnóstico tardío.

La formación de la identidad durante la adolescencia está profundamente entrelazada con la salud mental en el autismo con diagnóstico tardío. Los adolescentes que han pasado años encubriendo su identidad pueden tener dificultades con el autoconcepto, la autoestima y la aceptación. El diagnóstico final suele impulsar una reevaluación de la identidad, lo que ayuda al adolescente a conciliar años de diferencia con una comprensión coherente de sí mismo. Si bien las reacciones emocionales iniciales pueden incluir el duelo por la pérdida de oportunidades de intervención temprana, la nueva claridad proporciona una base para la resiliencia, la autodefensa y la adaptación estratégica a las exigencias sociales y académicas. La integración de la identidad neurodivergente en la autopercepción es un factor clave para reducir el riesgo de depresión y autolesión.

Los estudios de caso ilustran el espectro de consecuencias para la salud mental. Un joven adulto, diagnosticado a los quince años, había padecido ansiedad social severa, episodios depresivos y múltiples autolesiones. El acceso a terapia, apoyo familiar e intervenciones centradas en el autismo mejoró gradualmente la regulación emocional, el funcionamiento social y la autoestima. Otra persona, diagnosticada a los diecisiete años, experimentaba bajo estado de ánimo crónico y confusión de identidad, pero no se había autolesionado.

Las intervenciones posteriores al diagnóstico se centraron en replantear las experiencias, brindar apoyos específicos y fomentar las conexiones entre iguales, lo que resultó en una mayor resiliencia y salud mental. Estos ejemplos demuestran que, si bien los riesgos para la salud mental son elevados, las intervenciones adecuadas pueden conducir a una recuperación y un bienestar significativos.

En conclusión, el autismo diagnosticado tardíamente conlleva mayores riesgos de problemas de salud mental, como depresión, autolesiones e ideación suicida. La acumulación de diferencias en el neurodesarrollo no reconocidas, años de enmascaramiento, rechazo social, presión académica y afecciones coexistentes crea un complejo panorama de vulnerabilidad. El reconocimiento mediante un diagnóstico formal proporciona alivio, validación y acceso a apoyos, pero no puede eliminar el estrés acumulado de años anteriores. La concientización temprana, la participación familiar, las adaptaciones escolares, el apoyo entre pares y el acceso a servicios de salud mental son fundamentales para mitigar los riesgos y promover la resiliencia. Comprender la trayectoria de salud mental de los adolescentes con diagnóstico tardío subraya la importancia del reconocimiento oportuno, la intervención integral y un entorno de apoyo que valide y aborde tanto los rasgos del autismo como el bienestar emocional.

Capítulo 16 – La ansiedad en todo el espectro

La ansiedad es una constante en muchas personas del espectro autista, que influye en sus experiencias cotidianas, sus interacciones sociales y su calidad de vida en general. Es uno de los trastornos coexistentes más comunes en el autismo, y afecta tanto a niños diagnosticados tempranamente como a aquellos cuyo diagnóstico se produce más adelante. Sin embargo, la forma en que se manifiesta la ansiedad, la intensidad de sus efectos y los mecanismos neurobiológicos subyacentes difieren según el momento del diagnóstico, el grado de enmascaramiento y el contexto ambiental del individuo. Comprender la ansiedad en todo el espectro es esencial para apoyar la salud mental, promover estrategias adaptativas y reducir la carga de estrés que suele acompañar al autismo.

Desde una perspectiva neurobiológica, los cerebros autistas están programados para responder de forma diferente a las amenazas percibidas, la incertidumbre y las señales sociales. Las investigaciones han demostrado sistemáticamente que la amígdala, una región cerebral crucial para procesar el miedo y los estímulos emocionales, presenta una actividad atípica en muchas personas autistas. En niños con diagnóstico temprano, la hiperactivación de la amígdala puede ser evidente desde una edad temprana, lo que contribuye a una mayor sensibilidad a nuevas experiencias, rostros desconocidos o estímulos sensoriales. Esta ansiedad de inicio temprano suele coexistir con diferencias sociales o de comunicación más notorias, lo que facilita su detección y tratamiento mediante una intervención temprana.

En las personas diagnosticadas tardíamente, la ansiedad con frecuencia se acumula con el tiempo, a menudo enmascarada por estrategias de afrontamiento que ocultan rasgos autistas.

Estas personas pueden haber pasado años imitando comportamientos neurotípicos, monitoreando las señales sociales y suprimiendo las respuestas naturales al estrés. La carga cognitiva requerida para dicho enmascaramiento es inmensa y puede producir tensión interna crónica. En la adolescencia, estas estrategias adaptativas pueden empezar a fallar ante las crecientes exigencias de las interacciones sociales complejas, las presiones académicas y los cambios hormonales, lo que revela tanto los rasgos autistas como la ansiedad. El resultado suele ser un aumento repentino de angustia interna, a veces acompañado de ataques de pánico, preocupación obsesiva o agotamiento emocional.

La manifestación de la ansiedad difiere en individuos con diagnóstico temprano y tardío. En niños con diagnóstico temprano, la ansiedad puede presentarse como rigidez conductual, reacciones intensas al cambio o evitación de situaciones sociales. Estos niños a menudo se benefician de rutinas estructuradas, entornos predecibles e intervenciones terapéuticas tempranas, que pueden mitigar el impacto de la ansiedad con el tiempo. Los padres y educadores que reconocen los primeros signos de angustia pueden implementar estrategias específicas para desarrollar resiliencia, incluyendo intervenciones basadas en la exposición, terapia cognitivo-conductual adaptada para el autismo y adaptaciones sensoriales. Por el contrario, las personas con diagnóstico tardío con frecuencia experimentan una ansiedad más dirigida internamente, menos visible y entrelazada con la autoconciencia social. Los años dedicados a enmascarar y adaptarse crean una mayor vulnerabilidad al estrés internalizado, lo que lleva a preocupación persistente, rumia y síntomas somáticos como molestias gastrointestinales, dolores de cabeza o insomnio.

Las sensibilidades sensoriales son un factor clave que contribuye a la ansiedad en el autismo. Las respuestas intensificadas al sonido, la luz, el tacto u otra información sensorial pueden desencadenar malestar inmediato, reacciones de sobresalto o respuestas de estrés prolongadas. En niños con diagnóstico temprano, estas sensibilidades suelen manifestarse con claridad, lo que permite adaptaciones tempranas como auriculares con cancelación de ruido, apoyos visuales o rutinas predecibles. Sin embargo, las personas con diagnóstico tardío pueden haber desarrollado mecanismos de afrontamiento que las protegen parcialmente de los desencadenantes ambientales. Con el tiempo, el efecto acumulativo del estrés sensorial crónico, sumado a las presiones sociales y las expectativas académicas, puede intensificar la ansiedad hasta niveles que interfieren con el funcionamiento. La acumulación gradual de tensión sensorial y emocional ilustra por qué la ansiedad en el autismo con diagnóstico tardío puede ser menos visible, pero más exigente psicológicamente.

Los factores cognitivos también influyen en la ansiedad en todo el espectro. Las personas con autismo suelen mostrar una intensa atención a los detalles, preferencia por la previsibilidad y dificultad con la incertidumbre, todo lo cual puede amplificar las respuestas ansiosas. Los niños con diagnóstico temprano pueden mostrar rigidez en las rutinas o insistencia en la monotonía, lo cual puede ser tanto un mecanismo de afrontamiento como una fuente de estrés cuando se interrumpe. Por otro lado, los adolescentes y adultos con diagnóstico tardío pueden experimentar ansiedad anticipatoria, preocupándose excesivamente por el rendimiento social, la evaluación de los compañeros o los resultados académicos. Esta mayor ansiedad anticipatoria suele estar relacionada con experiencias repetidas de fracaso social o incomprensión, lo que crea un ciclo de retroalimentación en el que las experiencias pasadas refuerzan la preocupación futura.

La interacción entre la ansiedad y la dinámica social es particularmente pronunciada. La ansiedad social es común tanto en personas con diagnóstico temprano como tardío, pero tiende a manifestarse de forma diferente. Los niños con diagnóstico temprano pueden manifestar ansiedad mediante la evitación del contacto visual, la reticencia a participar en juegos grupales o la angustia visible en entornos sociales. La intervención puede centrarse en desarrollar gradualmente la confianza social mediante juegos de rol, interacciones estructuradas y refuerzo positivo. Por el contrario, los adolescentes con diagnóstico tardío suelen experimentar una forma más compleja de ansiedad social, moldeada por años de autocontrol y enmascaramiento internalizados. Estas personas pueden ser muy conscientes de las expectativas sociales y muy sensibles al juicio percibido, lo que lleva a conductas de evitación, hipervigilancia y agotamiento emocional. La carga psicológica del autocontrol constante puede exacerbar la ansiedad y contribuir a los síntomas depresivos.

Las respuestas de la familia y los cuidadores influyen significativamente en los resultados de la ansiedad. Las familias que brindan apoyo y reconocen y validan las experiencias de angustia pueden mitigar la creciente ansiedad, mientras que los entornos que enfatizan la conformidad o interpretan las conductas ansiosas como desafío pueden intensificar la tensión emocional. Para los niños con diagnóstico temprano, las rutinas consistentes, la comunicación clara y las estrategias estructuradas de resolución de problemas reducen la incertidumbre y brindan tranquilidad. Para los adolescentes con diagnóstico tardío, la educación y la validación familiar son igualmente cruciales, ya que ayudan a contextualizar la ansiedad crónica y apoyan el desarrollo de estrategias de afrontamiento que reconozcan tanto los rasgos neurodivergentes como las necesidades de salud mental.

Los entornos educativos desempeñan un papel igualmente crucial. Las estructuras de aula predecibles, la conciencia de las sensibilidades sensoriales y las adaptaciones para los desafíos de la función ejecutiva reducen los desencadenantes de ansiedad en estudiantes autistas. Los programas de intervención temprana suelen incluir estrategias específicas para evitar que la ansiedad se arraigue, mientras que el apoyo escolar para adolescentes con diagnóstico tardío puede incluir asesoramiento, expectativas académicas modificadas y capacitación en habilidades sociales. El objetivo es reducir los factores de estrés ambientales, proporcionar herramientas adaptativas y crear un contexto en el que las respuestas ansiosas se comprendan en lugar de castigarse.

Las relaciones entre pares son otro factor clave. El apoyo positivo entre pares puede mitigar la ansiedad al brindar validación social, modelar estrategias de afrontamiento y reforzar el sentido de pertenencia. Por el contrario, las experiencias negativas con los pares, como el acoso o la exclusión, pueden exacerbar la ansiedad, especialmente en personas con diagnóstico tardío que ya han experimentado años de enmascaramiento social. El efecto acumulativo del rechazo social, la comparación con los pares y la timidez aumenta la vulnerabilidad, lo que resalta la importancia de los entornos inclusivos, la mentoría y la educación entre pares sobre la neurodiversidad.

Los factores biológicos se intersectan con la experiencia vivida para moldear las trayectorias de la ansiedad. La desregulación del eje hipotálamo-hipofisario-adrenal (HPA), que regula la respuesta al estrés, es común en el autismo y puede aumentar la sensibilidad a los estresores ambientales.

Los sistemas de neurotransmisores, como la serotonina y el GABA, también influyen en los niveles de ansiedad, afectando la regulación emocional y la flexibilidad cognitiva. La intervención temprana puede favorecer el afrontamiento adaptativo mediante estrategias conductuales, pero las personas con diagnóstico tardío podrían requerir un apoyo más intensivo para gestionar el estrés crónico y la activación fisiológica asociados a años de enmascaramiento y adaptación ambiental.

Los estudios de caso ilustran estas dinámicas. Un niño, diagnosticado a los tres años, mostró una ansiedad evidente ante transiciones, ruidos fuertes y nuevas situaciones sociales. La intervención incluyó rutinas predecibles, exposición gradual a situaciones desafiantes y terapia de apoyo, lo que resultó en una mejora constante de las habilidades de afrontamiento y una reducción de los síntomas de ansiedad. Otro adolescente, diagnosticado a los dieciséis años, había pasado años enmascarando las diferencias sociales, lo que le provocó una ansiedad interna persistente que se manifestaba en forma de rumia, insomnio y malestar gastrointestinal. Las intervenciones posteriores al diagnóstico incluyeron terapia cognitivo-conductual, apoyos sensoriales y psicoeducación sobre la ansiedad, lo que condujo a mejoras mensurables en la regulación emocional y el funcionamiento diario. Estos casos ilustran que, si bien la presentación de la ansiedad puede variar según la edad del diagnóstico y los antecedentes personales, los apoyos específicos pueden mejorar sustancialmente los resultados.

El enmascaramiento y el camuflaje interactúan estrechamente con la ansiedad. Las personas que ocultan rasgos autistas para cumplir con las expectativas sociales experimentan una tensión cognitiva y emocional que eleva la ansiedad basal.

Con el tiempo, el esfuerzo constante de monitorear las señales sociales, suprimir las respuestas naturales y mantener las apariencias se vuelve agotador. Cuando el enmascaramiento se vuelve insostenible, la ansiedad suele manifestarse de forma más evidente, contribuyendo a episodios de pánico, mayor irritabilidad o retraimiento. Reconocer la conexión entre el enmascaramiento y la ansiedad es esencial para profesionales clínicos y cuidadores, ya que orienta las intervenciones que priorizan tanto el manejo de los síntomas como la reducción de la carga cognitiva y emocional innecesaria.

Las diferencias de género también influyen en los patrones de ansiedad. Las investigaciones sugieren que las mujeres con autismo son más propensas a enmascarar la ansiedad, lo que podría retrasar el diagnóstico, a la vez que experimentan una mayor ansiedad social. Los hombres con diagnóstico temprano pueden mostrar conductas más externalizantes, como agresión o hiperactividad, que se reconocen fácilmente, mientras que las mujeres con diagnóstico tardío suelen internalizar la angustia, lo que hace que la ansiedad sea menos visible, pero más generalizada. Comprender estos patrones de género es crucial para una evaluación precisa, un apoyo específico y la prevención de dificultades emocionales a largo plazo.

El contexto cultural también influye en la percepción y el impacto de la ansiedad. Las expectativas sociales respecto al rendimiento académico, la competencia social y la expresión emocional influyen tanto en la identificación de la ansiedad como en sus consecuencias. En culturas que priorizan la conformidad, las personas autistas pueden sentirse obligadas a enmascararse con mayor rigor, lo que aumenta el estrés crónico y la vulnerabilidad a la ansiedad.

Por el contrario, los entornos culturalmente favorables que valoran la neurodiversidad y ofrecen estrategias adaptativas pueden mitigar la ansiedad y promover la resiliencia. El conocimiento de estos factores es esencial para familias, educadores y profesionales clínicos que buscan apoyar a personas con autismo en diferentes contextos.

Los trastornos del sueño están estrechamente relacionados con la ansiedad en el autismo. El insomnio, los patrones de sueño irregulares y la dificultad para conciliar el sueño son comunes y, a menudo, exacerban la desregulación emocional. En los niños con diagnóstico temprano, las rutinas estructuradas para la hora de acostarse, las adaptaciones sensoriales y las intervenciones para la higiene del sueño reducen estos problemas. En los adolescentes con diagnóstico tardío, años de sensibilidades sensoriales no reconocidas, hiperactivación cognitiva y ansiedad pueden haber arraigado malos patrones de sueño, lo que requiere enfoques multifacéticos que incluyen estrategias conductuales, ajustes ambientales y apoyo para la salud mental. Un mejor sueño tiene un efecto medible en la reducción de la ansiedad, la resiliencia emocional y el funcionamiento general.

En algunos casos, se pueden considerar intervenciones farmacológicas, especialmente cuando la ansiedad es grave, persistente o se acompaña de trastornos coexistentes como la depresión o el TDAH. Los medicamentos dirigidos a la serotonina, el GABA u otros sistemas de neurotransmisores pueden complementar las estrategias conductuales, proporcionando un alivio sintomático que permite la participación en terapia, la interacción social y las actividades académicas. Las decisiones sobre la medicación siempre deben ser individualizadas, guiadas por una evaluación, un seguimiento y una colaboración minuciosos entre los profesionales de la salud, las familias y la persona.

En conclusión, la ansiedad es un componente central de la experiencia autista, manifestándose en todo el espectro de diversas maneras, influenciadas por la neurobiología, el enmascaramiento, las experiencias sociales, las condiciones coexistentes y el contexto ambiental. Las personas con diagnóstico temprano pueden presentar signos visibles que permiten una intervención oportuna, mientras que los adolescentes y adultos con diagnóstico tardío suelen experimentar ansiedad crónica internalizada, agravada por años de enmascaramiento y adaptación social. La interacción de factores genéticos, neurobiológicos, cognitivos y ambientales determina tanto la manifestación como la gravedad de la ansiedad, lo que resalta la necesidad de estrategias individualizadas e integrales que aborden los rasgos autistas centrales, las necesidades de salud mental y las influencias contextuales. La concientización, el apoyo temprano, la terapia dirigida y la validación de la experiencia vivida son esenciales para mitigar la ansiedad, promover la resiliencia y mejorar la calidad de vida general de las personas con autismo.

Capítulo 17 – Depresión e identidad

La depresión es un desafío generalizado para muchas personas con autismo, en particular para quienes reciben un diagnóstico tardío en la infancia, la adolescencia o incluso la edad adulta. Si bien los niños con diagnóstico temprano pueden experimentar ansiedad y dificultades sociales, el reconocimiento y la intervención oportunos suelen brindarles herramientas de afrontamiento y entornos de apoyo que mitigan el impacto a largo plazo de la depresión. Sin embargo, para las personas con diagnóstico tardío, la ausencia de apoyo temprano, agravada por el aislamiento social, el enmascaramiento persistente y la confusión de identidad, crea un terreno fértil para episodios depresivos crónicos. Comprender la intrincada relación entre la depresión y la identidad es crucial para reconocer las necesidades de salud mental de los adolescentes y adultos con autismo con diagnóstico tardío y para desarrollar enfoques terapéuticos eficaces y afirmativos.

La depresión en el autismo con diagnóstico tardío suele surgir como una respuesta acumulativa a años de necesidades insatisfechas, incomprensión social y experiencias repetidas de fracaso o exclusión. Las personas a menudo reportan sentirse fundamentalmente "diferentes", incomprendidas por sus compañeros y, a veces, incluso culpadas por la familia o los educadores por comportamientos que son expresión del procesamiento neurodivergente, en lugar de una mala conducta intencional.

Con el tiempo, estas experiencias erosionan la autoestima y la resiliencia, produciendo sentimientos persistentes de inutilidad, desesperanza y fatiga emocional.

A diferencia de la tristeza temporal o la depresión situacional, estos episodios suelen ser crónicos y reflejan tanto experiencias internalizadas de alienación como las vulnerabilidades biológicas asociadas con el autismo, incluidas las diferencias en las vías de la serotonina y las respuestas intensificadas al estrés.

La confusión de identidad es un elemento central en el desarrollo de la depresión en personas con diagnóstico tardío. Años de enmascarar y camuflar comportamientos para parecer neurotípicos pueden crear una disonancia entre la experiencia vivida y la imagen externa. Los adolescentes pueden pasar incontables horas monitoreando las interacciones sociales, suprimiendo sus respuestas naturales e imitando a sus compañeros, lo que les provoca agotamiento y una profunda sensación de desconexión con su yo auténtico. Esta disonancia puede manifestarse emocionalmente como autocrítica crónica, sentimientos de falta de autenticidad y una sensación de invisibilidad. Muchos describen una narrativa interna en la que se sienten obligados a cumplir con las expectativas externas, pero al mismo tiempo son incapaces de conciliar estas expectativas con su verdadera identidad neurodivergente.

El aislamiento social exacerba los síntomas depresivos. Los adolescentes diagnosticados tardíamente suelen desenvolverse en complejas jerarquías sociales sin la comprensión ni el apoyo adecuados, lo que resulta en repetidas experiencias de exclusión, incomprensión o acoso. Amistades que parecían alcanzables durante la infancia suelen desmoronarse en la adolescencia, cuando los matices sociales se vuelven más complejos.

El rechazo social repetido fomenta sentimientos internalizados de incompetencia y contribuye a la tristeza crónica, el retraimiento y el autoaislamiento.

En casos extremos, esta marginación social se combina con el agotamiento relacionado con el enmascaramiento para producir episodios de depresión severa, a veces acompañados de ideación suicida o autolesión.

Las experiencias educativas agravan aún más estos desafíos. Los entornos académicos, a menudo estructurados en torno a normas neurotípicas, pueden generar presiones constantes para las personas con diagnóstico tardío. Las expectativas sobre la participación en grupo, las presentaciones orales y la colaboración social pueden convertirse en fuentes de estrés agudo. La incapacidad para desenvolverse con éxito en estos entornos refuerza una autoimagen negativa, y la incapacidad de acceder a adaptaciones adecuadas a menudo deja a los adolescentes sin apoyos esenciales. Los docentes y administradores, al desconocer las diferencias subyacentes en el neurodesarrollo, pueden interpretar las dificultades como pereza, falta de esfuerzo o desafío, intensificando los sentimientos internalizados de incompetencia.

La dinámica familiar desempeña un papel fundamental en la configuración de las trayectorias depresivas. Las familias que brindan apoyo y reconocen y validan las experiencias de sus hijos pueden actuar como factores de protección, brindándoles afirmación, orientación y acceso a intervenciones. Por el contrario, las familias que interpretan los rasgos autistas como una mala conducta intencional o niegan las dificultades de sus hijos suelen exacerbar la depresión. Los adolescentes con diagnóstico tardío que se sienten invalidados o incomprendidos en casa internalizan juicios negativos, lo que intensifica la desesperanza, la autocrítica y el retraimiento emocional. El impacto acumulativo de la incomprensión familiar y la presión social a menudo culmina en un punto crítico durante la adolescencia, donde los síntomas depresivos se agravan y debilitan.

Las afecciones mentales coexistentes, como la ansiedad, el TDAH y las tendencias obsesivo-compulsivas, suelen intensificar los episodios depresivos. La ansiedad derivada de dificultades sociales o sensoriales contribuye al estrés crónico y a una mayor vulnerabilidad emocional. Los síntomas del TDAH pueden provocar fracasos repetidos en el ámbito académico o social. Los patrones de pensamiento obsesivo pueden intensificar la autocrítica reflexiva, profundizando los estados depresivos. La interacción de estas afecciones coexistentes con el autismo crea perfiles emocionales complejos que requieren enfoques individualizados y matizados para la evaluación y el tratamiento.

La experiencia de depresión en el autismo con diagnóstico tardío a menudo se entrelaza con cuestiones existenciales y de identidad. Los adolescentes pueden tener dificultades para conciliar años de enmascaramiento con su nuevo diagnóstico, sintiendo dolor por las oportunidades perdidas de apoyo y comprensión. Surge una narrativa común: "¿Por qué nadie se dio cuenta antes? ¿Por qué tuve que luchar solo?". Estas preguntas, a menudo tácitas, resaltan el peso psicológico de años pasados sin comprensión ni apoyo. El duelo y la pérdida se entrelazan con la formación de la identidad, y el adolescente puede experimentar alivio y tristeza simultáneamente: alivio por finalmente recibir validación, tristeza por años de lucha innecesaria. Esta dualidad es una característica definitoria de las experiencias depresivas con diagnóstico tardío y un enfoque central del trabajo terapéutico.

Los enfoques terapéuticos para la depresión en el autismo diagnosticado tardío deben adaptarse al perfil de desarrollo neurológico único de cada individuo.

La terapia cognitivo-conductual adaptada al autismo puede abordar patrones de pensamiento negativos, enseñar estrategias de afrontamiento y apoyar la regulación emocional. Los terapeutas suelen centrarse en desafiar las creencias internalizadas de incompetencia, replantear las experiencias de dificultad social y fomentar la autocompasión. Las intervenciones pueden incluir ejercicios estructurados de resolución de problemas, la enseñanza explícita de estrategias de cognición social y la exposición gradual a situaciones que provocan ansiedad de forma controlada. La integración de marcos que afirman la neurodiversidad ayuda a las personas a comprender que sus diferencias no son inherentemente patológicas, lo que puede mitigar las cogniciones depresivas arraigadas en la autoculpa.

La terapia de grupo y el apoyo entre pares también son componentes valiosos de la intervención. Conectar con otras personas que comparten experiencias similares reduce la sensación de aislamiento y valida las dificultades de identidad. Los adolescentes con diagnóstico tardío suelen reportar una sensación de liberación al descubrir comunidades de iguales que comprenden el enmascaramiento, las sensibilidades sensoriales y los desafíos sociales. La validación entre pares refuerza la idea de que las dificultades no son defectos personales, sino reflejos del procesamiento neurodivergente, lo que ayuda a reducir los síntomas depresivos y promueve el afrontamiento adaptativo. Las comunidades en línea, los grupos de apoyo locales y los programas de mentoría ofrecen vías accesibles para estas conexiones.

Las intervenciones centradas en la identidad son fundamentales para abordar la depresión en personas con diagnóstico tardío. Los terapeutas suelen fomentar la exploración de las fortalezas, intereses y valores personales como contrapeso a años de represión social y presión externa.

La expresión creativa, los intereses especiales y la exploración vocacional ofrecen vías para afirmar la identidad y desarrollar la confianza. A través de la reflexión guiada, adolescentes y adultos pueden reconciliar experiencias pasadas de enmascaramiento con su comprensión actual de sí mismos, integrando gradualmente la identidad autista en una narrativa coherente. Este proceso, si bien supone un desafío emocional, fomenta la resiliencia, mejora la autoestima y reduce los síntomas depresivos.

La participación familiar sigue siendo fundamental para una intervención eficaz. Educar a los cuidadores sobre el autismo, los factores de riesgo de depresión y las dificultades de identidad permite a las familias brindar un apoyo informado y empático. Los padres y tutores que validan las experiencias, se adaptan a las necesidades neurodivergentes y participan activamente en la terapia pueden ayudar a los adolescentes a superar los episodios depresivos con menos aislamiento y una mayor capacidad de afrontamiento. La comunicación estructurada, la resolución conjunta de problemas y el establecimiento colaborativo de objetivos fomentan un entorno en el que la depresión se puede abordar de forma proactiva en lugar de reactiva.

El apoyo farmacológico puede complementar los enfoques terapéuticos en algunos casos. Los inhibidores selectivos de la recaptación de serotonina (ISRS) u otros medicamentos que regulan el estado de ánimo pueden aliviar los síntomas cuando los episodios depresivos son graves o persistentes. Las decisiones sobre la medicación son individualizadas y consideran cuidadosamente las afecciones coexistentes, los perfiles de neurodesarrollo y los posibles efectos secundarios. La medicación es más eficaz cuando se integra con psicoterapia, apoyo social e intervenciones de reafirmación de la identidad, lo que forma un marco integral para el manejo de la depresión en el autismo con diagnóstico tardío.

Estudios longitudinales destacan la importancia de la identificación e intervención tempranas para mitigar el riesgo de depresión, incluso en quienes reciben un diagnóstico posterior. Las personas que acceden a apoyo poco después del diagnóstico suelen mostrar reducciones significativas de los síntomas depresivos, mejoras en la autoestima y un mejor funcionamiento social. La intervención temprana en la adolescencia, aunque más tardía que en la infancia temprana, ofrece oportunidades significativas para abordar dificultades emocionales de larga duración, reducir la rumiación y fomentar estrategias de afrontamiento adaptativas. El margen para una intervención significativa se extiende hasta la edad adulta, lo que refuerza la importancia del reconocimiento oportuno y la atención integral.

El contexto cultural y las expectativas sociales influyen aún más en las experiencias depresivas. En entornos donde se valora mucho la conformidad, el rendimiento académico o la destreza social, las personas con diagnóstico tardío pueden experimentar una mayor autocrítica y estrés existencial. Por el contrario, los contextos culturalmente favorables que validan la neurodiversidad y fomentan la aceptación de las diferencias pueden contribuir a la protección contra la depresión. Comprender la interacción entre las normas sociales, la formación de la identidad y la salud emocional es fundamental para desarrollar intervenciones eficaces y adaptadas al contexto.

Los estudios de caso ilustran estas dinámicas. Un adolescente, diagnosticado a los quince años, había experimentado un estado de ánimo bajo crónico, aislamiento social y autocrítica persistente. Las conductas de enmascaramiento, sumadas a los repetidos desafíos académicos y sociales, habían erosionado la confianza y creado una intensa disonancia de identidad.

Las intervenciones posteriores al diagnóstico incluyeron terapia individual centrada en la reestructuración cognitiva, sesiones grupales con énfasis en el apoyo entre iguales y educación familiar para fomentar la comprensión y la adaptación. Con el tiempo, los síntomas depresivos disminuyeron, la interacción social mejoró y el adolescente desarrolló un sentido coherente de sí mismo que integraba la identidad autista con sus fortalezas e intereses personales.

Otra persona, diagnosticada a los diecisiete años, había soportado años de autoculpa internalizada y aislamiento social. Episodios depresivos graves le habían provocado ideación suicida intermitente, agravada por la coexistencia de ansiedad y TDAH. Los enfoques terapéuticos incluyeron psicoeducación sobre el autismo, estrategias cognitivo-conductuales adaptadas a las diferencias en la función ejecutiva, intervenciones de afirmación de la identidad y coordinación con los apoyos escolares. A lo largo de varios meses, la autocomprensión se profundizó, las estrategias de afrontamiento mejoraron y los episodios depresivos disminuyeron en frecuencia e intensidad. Estos ejemplos demuestran que, si bien el diagnóstico tardío se asocia con un mayor riesgo de depresión, las intervenciones específicas pueden fomentar la resiliencia, reducir la carga sintomática y favorecer una integración saludable de la identidad.

En conclusión, la depresión representa un riesgo significativo para adolescentes y adultos con diagnóstico tardío de autismo, debido a la confluencia de necesidades insatisfechas prolongadas, aislamiento social, enmascaramiento y confusión de identidad. El apoyo temprano, las intervenciones terapéuticas personalizadas, la participación familiar y los enfoques de afirmación de la identidad pueden mitigar los síntomas depresivos, fomentar la resiliencia y apoyar el bienestar emocional.

El reconocimiento de la intrincada interacción entre la depresión y la identidad subraya la necesidad de una evaluación oportuna, atención individualizada y entornos que validen las experiencias neurodivergentes. Con el apoyo adecuado, las personas con diagnóstico tardío pueden reconciliar sus luchas pasadas, cultivar la autocomprensión y desarrollar estrategias de afrontamiento adaptativas que les permitan una trayectoria vital plena y resiliente.

Capítulo 18 – TDAH y autismo juntos

La intersección del autismo y el trastorno por déficit de atención e hiperactividad (TDAH) presenta un perfil complejo y a menudo malinterpretado en la investigación del neurodesarrollo y la práctica clínica. Mientras que el autismo por sí solo implica dificultades en la comunicación social, el procesamiento sensorial y conductas restringidas o repetitivas, el TDAH contribuye a dificultades con la regulación de la atención, la impulsividad y la hiperactividad. La coexistencia de estas afecciones, más común de lo que se reconocía previamente, crea trayectorias de desarrollo únicas, desafíos sociales y vulnerabilidades emocionales. Es particularmente prevalente entre personas diagnosticadas más tarde en la infancia o la adolescencia, ya que los primeros signos pueden estar enmascarados por una afección o atribuirse a problemas de conducta sin reconocer un patrón subyacente del neurodesarrollo. Comprender los matices del diagnóstico dual es esencial para educadores, profesionales clínicos, cuidadores y las propias personas al abordar los resultados escolares, de la vida social y de la salud mental.

El TDAH a menudo complica la presentación conductual del autismo. Los niños con TDAH concomitante pueden presentar hiperactividad, distracción o comportamientos impulsivos que ocultan o eclipsan rasgos autistas más sutiles. En la infancia temprana, esta combinación puede interpretarse únicamente como problemas de conducta, y los maestros y padres atribuyen las dificultades a la falta de disciplina, la falta de atención o las tendencias oposicionistas.

Las diferencias en la comunicación social pueden pasar desapercibidas o atribuirse erróneamente, lo que retrasa el reconocimiento del autismo hasta etapas posteriores del desarrollo. Por el contrario, en niños diagnosticados principalmente con autismo, la impulsividad y las dificultades atencionales relacionadas con el TDAH pueden manifestarse solo a medida que aumentan las exigencias académicas, lo que ilustra cómo la interacción entre ambas afecciones puede variar a lo largo de las etapas del desarrollo.

Para las personas con diagnóstico tardío, el TDAH complica tanto la autopercepción como la evaluación externa. Los adolescentes pueden haber tenido dificultades durante años para mantener la concentración en entornos académicos, controlar sus emociones o completar tareas, internalizando a menudo el fracaso como un defecto personal. La presencia de autismo coexistente exacerba estos desafíos al añadir dificultades sociales, sensoriales y de la función ejecutiva a una carga cognitiva ya elevada. En consecuencia, estas personas pueden ser percibidas como desatentas, perezosas o socialmente torpes, cuando en realidad están lidiando con complejas diferencias del neurodesarrollo sin el apoyo adecuado. El diagnóstico dual, una vez reconocido, suele traer una mezcla de alivio y frustración, ya que valida luchas de larga data y, al mismo tiempo, resalta el impacto acumulado de años de incomprensión.

Las dificultades de la función ejecutiva son una característica central de la superposición entre autismo y TDAH. Planificar, organizar, priorizar e iniciar tareas a menudo plantean desafíos, generando estrés y frustración tanto en el ámbito académico como en el familiar. Los niños con diagnóstico temprano pueden recibir apoyo estructurado, incluyendo planes educativos individualizados, desglose de tareas y andamiaje organizativo, lo que puede mitigar el impacto de la disfunción ejecutiva.

Sin embargo, los adolescentes con diagnóstico tardío pueden haber pasado años compensando estas dificultades mediante un esfuerzo intenso o estrategias de evitación, lo que les provoca estrés crónico, baja autoestima y la percepción de ser "diferentes" de sus compañeros. La combinación de disfunción ejecutiva con desafíos sociales y sensoriales intensifica el riesgo de bajo rendimiento académico, aislamiento social y desregulación emocional.

Los déficits en la regulación de la atención complican aún más las experiencias sociales. En las interacciones sociales, los adolescentes con diagnóstico tardío de TDAH y autismo pueden tener dificultades para mantener la concentración en las conversaciones, pasar por alto las señales sociales o interrumpir a sus compañeros impulsivamente. Estos comportamientos suelen malinterpretarse como grosería o desinterés, lo que refuerza el aislamiento social. Las conductas de enmascaramiento, comunes en el autismo con diagnóstico tardío, pueden emplearse para contrarrestar estas tendencias, pero el esfuerzo necesario para regular simultáneamente la atención, modular las respuestas sociales y suprimir los impulsos naturales puede ser agotador. Con el tiempo, esta carga cognitiva crónica aumenta la vulnerabilidad a la ansiedad, los síntomas depresivos y el agotamiento emocional, lo que pone de relieve la compleja interacción entre las afecciones coexistentes y las consecuencias para la salud mental.

Las sensibilidades sensoriales interactúan con los síntomas del TDAH de forma compleja. La hiperreactividad al sonido, la luz o el tacto puede aumentar la distracción, mientras que la hiporeactividad puede manifestarse como falta de atención o aparente desconexión. Los niños diagnosticados tempranamente pueden recibir adaptaciones que reduzcan los desencadenantes ambientales, como auriculares con cancelación de ruido, rutinas predecibles o descansos sensoriales, que favorecen tanto la regulación atencional como el bienestar emocional.

Los adolescentes con diagnóstico tardío, tras años sin adaptaciones, pueden haber desarrollado estrategias de evitación o mecanismos de afrontamiento que enmascaran parcialmente los desafíos sensoriales y atencionales, pero dejan residuos de estrés, ansiedad o fatiga social. La combinación de diferencias en el procesamiento sensorial y la impulsividad o distracción asociadas al TDAH intensifica el riesgo de malentendidos y diagnósticos erróneos, lo que subraya la importancia de una evaluación integral.

Los entornos académicos revelan claramente el impacto del diagnóstico dual. Los niños con autismo y TDAH a menudo tienen dificultades para completar tareas, mantener la atención y priorizar las tareas, a la vez que se enfrentan a dinámicas sociales y sensibilidades sensoriales. La identificación temprana permite adaptaciones como instrucción individualizada, plazos flexibles y apoyo estructurado, lo que puede mejorar los resultados académicos y reducir el estrés. En adolescentes con diagnóstico tardío, estos desafíos pueden haber persistido durante años, lo que provoca experiencias repetidas de frustración, fracaso y autocrítica. Los profesores y compañeros pueden percibir el esfuerzo inconsistente como pereza, falta de atención o falta de motivación, lo que agrava aún más el malestar emocional y refuerza las autopercepciones negativas.

La regulación emocional es otro ámbito afectado por la intersección del autismo y el TDAH. La impulsividad, la intolerancia a la frustración y los cambios bruscos de humor pueden generar estados emocionales volátiles, especialmente en adolescentes con diagnóstico tardío que han pasado años ocultando sus rasgos autistas.

Los episodios de irritabilidad o agobio emocional suelen ser malinterpretados por compañeros y cuidadores, lo que da lugar a respuestas punitivas en lugar de intervenciones de apoyo. Los niños con diagnóstico temprano pueden beneficiarse de instrucción explícita en estrategias de regulación emocional, incluyendo técnicas cognitivo-conductuales, atención plena y resolución estructurada de problemas. Para las personas con diagnóstico tardío, la terapia suele centrarse tanto en reconocer los desencadenantes como en desarrollar estrategias de afrontamiento adaptativas que se adapten a las diferencias en la función ejecutiva y a los desafíos sociales.

Las relaciones entre pares se ven profundamente afectadas por el diagnóstico dual. Los adolescentes con autismo y TDAH experimentan con frecuencia malentendidos sociales, ya que las lagunas de atención o los comentarios impulsivos pueden interpretarse como grosería, desinterés o incompetencia social. Las estrategias de enmascaramiento pueden mitigar parcialmente estos efectos, pero contribuyen a la fatiga y al estrés internalizado. Las relaciones positivas entre pares, cuando existen, brindan oportunidades cruciales para el aprendizaje social, la validación y el apoyo. Las personas con diagnóstico tardío pueden encontrar difícil la aceptación de sus pares debido a años de rechazo social previo; sin embargo, la capacitación en habilidades sociales, la mentoría entre pares y los programas comunitarios de apoyo pueden fomentar conexiones significativas, reducir el aislamiento y mitigar el estrés emocional.

La dinámica familiar es fundamental para el manejo del autismo y el TDAH coexistentes. Los padres y cuidadores desempeñan un papel fundamental al identificar patrones, promover evaluaciones e implementar intervenciones. Las familias que comprenden el diagnóstico dual pueden crear rutinas estructuradas, proporcionar entornos predecibles y modelar estrategias adaptativas para la regulación emocional y conductual.

Por el contrario, las familias que desconocen la complejidad de las afecciones coexistentes pueden exacerbar inadvertidamente el estrés al interpretar las conductas como una mala conducta intencional o una actitud desafiante. Para los adolescentes con diagnóstico tardío, la educación y la participación familiar son cruciales para fomentar la comprensión, reducir la autoculpa y apoyar estrategias de intervención que aborden tanto el autismo como el TDAH.

Las intervenciones para el autismo y el TDAH coexistentes requieren un enfoque integral. Las estrategias conductuales que apoyan la función ejecutiva, la regulación de la atención y el control emocional son esenciales. La terapia cognitivo-conductual adaptada a perfiles neurodivergentes puede abordar las autopercepciones negativas, mejorar las habilidades de afrontamiento y promover la autodefensa. La terapia ocupacional y las técnicas de integración sensorial apoyan la concentración atencional y la adaptación al entorno. Las intervenciones farmacológicas, como los medicamentos estimulantes o no estimulantes para el TDAH, pueden considerarse cuando los síntomas afectan significativamente el funcionamiento, siempre en conjunto con apoyo conductual y educativo. La eficacia de las intervenciones aumenta cuando abordan la compleja interacción entre los dominios atencional, social, sensorial y emocional, en lugar de centrarse únicamente en los síntomas individuales.

Estudios de caso ilustran el impacto del diagnóstico dual. Un adolescente, diagnosticado con TDAH a los seis años, pero con autismo diagnosticado solo a los catorce, presentaba dificultades de atención en la escuela, rechazo social y ansiedad crónica.

Antes de la identificación del autismo, las intervenciones conductuales dirigidas al TDAH proporcionaron un alivio parcial, pero los malentendidos sociales y las dificultades sensoriales permanecieron sin abordar. Tras una evaluación integral e intervenciones específicas, que incluyeron terapia cognitivo-conductual, entrenamiento en habilidades sociales y adaptaciones sensoriales, el adolescente experimentó una mejor regulación emocional, mejor rendimiento académico y mayor confianza social. Este caso destaca la importancia de reconocer el perfil completo del neurodesarrollo, especialmente en personas con diagnóstico tardío, para brindar un apoyo eficaz.

Otro ejemplo es el de un niño diagnosticado con autismo a los tres años, quien posteriormente recibió un diagnóstico de TDAH en la infancia media. Las intervenciones tempranas para el autismo se centraron en la comunicación social y la regulación sensorial, lo que sentó las bases para el crecimiento. El posterior diagnóstico de TDAH permitió implementar estrategias específicas que abordaban la regulación de la atención, la función ejecutiva y la impulsividad. Las adaptaciones académicas, las rutinas estructuradas y el coaching familiar facilitaron un mejor funcionamiento, lo que ilustra cómo las intervenciones integradas en las diferentes etapas del desarrollo pueden optimizar los resultados en trastornos coexistentes.

Las investigaciones enfatizan que la coexistencia del TDAH y el autismo no es meramente aditiva, sino que interactúa de forma compleja y multiplicativa. Los déficits en la función ejecutiva, la desregulación atencional, la reactividad emocional y las diferencias en el procesamiento social se entrecruzan para crear patrones de comportamiento únicos. Las personas con diagnóstico tardío, en particular, experimentan desafíos complejos debido a años sin reconocimiento ni intervención específica.

Estas complejidades subrayan la necesidad de una evaluación integral e individualizada que considere ambas condiciones simultáneamente, en lugar de evaluar cada una de ellas de forma aislada.

Los estudios neurobiológicos permiten comprender por qué el TDAH y el autismo suelen solaparse. La investigación genética sugiere que factores hereditarios compartidos contribuyen a las diferencias atencionales, las deficiencias en la función ejecutiva y las variaciones en la cognición social. Los estudios de imagen funcional revelan una conectividad atípica en las redes cerebrales asociadas con la atención, el control ejecutivo y el procesamiento social, lo que ayuda a explicar la superposición de los perfiles de síntomas. Comprender estos mecanismos fundamenta las estrategias de intervención, destacando la naturaleza interconectada de los síntomas y la importancia de abordar los procesos cognitivos y neuronales subyacentes, junto con las manifestaciones conductuales.

Los adolescentes y adultos con TDAH y autismo coexistentes suelen beneficiarse de la autodefensa y la reafirmación de la identidad. Reconocer que los desafíos se derivan de diferencias en el desarrollo neurológico, y no de fracasos personales, ayuda a reducir la autoculpa y las dificultades de salud mental asociadas. Los grupos de apoyo, los programas de mentoría y las comunidades de pares ofrecen oportunidades para compartir estrategias, normalizar experiencias y desarrollar mecanismos de afrontamiento adaptativos. Las personas con diagnóstico tardío pueden experimentar un profundo alivio al comprender la doble naturaleza de sus desafíos, lo que fomenta la autocomprensión y promueve la participación proactiva en los apoyos.

El entorno escolar sigue siendo un ámbito crucial para la intervención. Los educadores que comprenden el diagnóstico dual pueden ofrecer instrucción diferenciada, estrategias explícitas de gestión de tareas, plazos flexibles y adaptaciones sensoriales. La colaboración con las familias, los terapeutas y el personal de apoyo garantiza la coherencia y la continuidad en todos los entornos. Para los adolescentes con diagnóstico tardío, los apoyos específicos pueden prevenir la desconexión académica, reducir el estrés y fomentar un sentido de competencia. El impacto de estos apoyos va más allá del éxito académico, influyendo en el bienestar emocional, la integración social y la autoestima.

En conclusión, la coexistencia del TDAH y el autismo presenta un perfil complejo y multifacético que afecta la atención, la función ejecutiva, las interacciones sociales, la regulación emocional y el procesamiento sensorial. La identificación temprana permite intervenciones oportunas que abordan desafíos superpuestos, mientras que las personas con diagnóstico tardío enfrentan dificultades agravadas, resultado de años de incomprensión, enmascaramiento y necesidades insatisfechas. Los enfoques terapéuticos integrados —que combinan estrategias conductuales, terapia cognitivo-conductual, adaptaciones educativas, apoyo familiar y, cuando corresponda, intervención farmacológica— ofrecen la vía más eficaz para mejorar el funcionamiento, reducir el estrés y fomentar la resiliencia. Reconocer la interacción matizada de estas afecciones es esencial para crear entornos en los que las personas neurodivergentes puedan prosperar académica, social y emocionalmente, independientemente de la edad del diagnóstico.

Capítulo 19 – Autismo y trauma

El trauma es un factor omnipresente y a menudo ignorado en la vida de muchos niños y adolescentes autistas, en particular de aquellos que no reciben diagnóstico o lo reciben en etapas posteriores de la vida. Si bien el autismo en sí mismo presenta desafíos relacionados con la interacción social, el procesamiento sensorial y la comunicación, la experiencia de traumas repetidos agrava estas dificultades, creando consecuencias emocionales y psicológicas duraderas. Para los niños que se desenvuelven en entornos sociales sin reconocimiento ni apoyo, incluso las experiencias cotidianas pueden convertirse en fuentes de estrés crónico. Al combinarse con acoso escolar, negligencia o maltrato, estas experiencias con frecuencia aumentan la vulnerabilidad al trastorno de estrés postraumático (TEPT), ansiedad, depresión y desregulación emocional compleja. Comprender la intersección entre el autismo y el trauma es fundamental para desarrollar intervenciones eficaces, brindar entornos de apoyo y mitigar los riesgos a largo plazo para la salud mental.

Muchos niños con autismo no diagnosticado viven en un estado de mayor vulnerabilidad debido a sus diferencias en la percepción, la comunicación y la comprensión social. La sensibilidad sensorial, las rutinas rígidas y las dificultades de comunicación social pueden atraer inadvertidamente la atención negativa de sus compañeros o adultos, lo que deriva en acoso, burla o exclusión.

Estas experiencias, aunque a veces sutiles, se acumulan con el tiempo y crean una sensación persistente de peligro e hipervigilancia.

Un niño que se enfrenta repetidamente al rechazo social o a la incomprensión puede internalizar la creencia de que el mundo es inseguro o de que tiene defectos intrínsecos, lo que sienta las bases para los síntomas relacionados con el trauma. Las experiencias tempranas de estrés social, cuando no se reconocen ni se abordan, pueden convertirse en patrones profundamente arraigados de miedo, evasión y autoculpa.

El acoso escolar es una fuente de trauma particularmente común para los niños autistas, especialmente para aquellos cuyas diferencias son visibles o que tienen dificultades para socializar. Sus compañeros pueden atacarlos por patrones de habla inusuales, comportamientos repetitivos o juegos atípicos, creando un ciclo constante de humillación y aislamiento social. Los maestros y el personal escolar, a menudo desconocidos para los matices del autismo, pueden malinterpretar estas interacciones, tratando al niño víctima como un problema de conducta en lugar de reconocer las diferencias subyacentes en el neurodesarrollo. Sin intervención, la exposición repetida al acoso escolar fomenta una respuesta crónica al estrés, caracterizada por hipervigilancia, desregulación emocional y ansiedad anticipatoria. El niño aprende a anticipar el rechazo y la crítica en diversos contextos sociales, lo que lleva a conductas de evitación y retraimiento que lo aíslan aún más de las relaciones de apoyo.

La negligencia y la invalidación emocional también contribuyen significativamente al riesgo de trauma. En algunos casos, los cuidadores pueden malinterpretar los rasgos autistas como mala conducta intencional, respondiendo con castigos, críticas o retirada del afecto. El niño internaliza estas respuestas, asociando sus comportamientos naturales con vergüenza, culpa o miedo al abandono.

Con el tiempo, esta dinámica genera una persistente sensación de inutilidad, que amplifica el impacto de factores estresantes externos, como el rechazo de los compañeros o la presión académica. Los niños que crecen en entornos que no reconocen ni atienden sus necesidades neurodivergentes corren un mayor riesgo de sufrir traumas agudos y crónicos, incluyendo síntomas de depresión, ansiedad e hiperactivación.

Las experiencias sensoriales se entrelazan con el trauma de maneras únicas en los niños autistas. Una información sensorial abrumadora, ya sea proveniente de ruidos fuertes, luces brillantes o entornos caóticos, puede desencadenar angustia intensa y activación fisiológica. Para un niño sin diagnóstico, estas experiencias suelen ser impredecibles e incontrolables, lo que contribuye a sentimientos de impotencia. Cuando estos desencadenantes sensoriales se combinan con estrés social, acoso escolar o negligencia, el niño puede desarrollar patrones asociativos en los que determinados entornos, personas o situaciones se vinculan con el miedo y la desregulación emocional. Estas asociaciones aprendidas reflejan los mecanismos del trauma observados en otras poblaciones, pero se ven agravadas por las diferencias en el desarrollo neurológico inherentes al autismo.

El momento del trauma interactúa significativamente con la edad del diagnóstico de autismo. Los niños diagnosticados tempranamente suelen beneficiarse de intervenciones de apoyo que reducen la exposición a factores estresantes crónicos y enseñan estrategias de afrontamiento. Los entornos estructurados, el apoyo terapéutico y el entrenamiento en habilidades sociales ayudan a amortiguar el impacto emocional de experiencias potencialmente traumáticas.

En cambio, las personas con un diagnóstico tardío pueden soportar años de traumas repetidos sin comprender por qué sus experiencias son diferentes a las de sus compañeros. Los adolescentes que reciben un diagnóstico tras años de rechazo social, acoso o negligencia suelen enfrentarse a una doble carga emocional: el dolor por la lucha no reconocida y el alivio de que sus experiencias ahora sean validadas. Este complejo panorama emocional subraya la importancia de un diagnóstico oportuno para mitigar los riesgos relacionados con el trauma.

El estrés postraumático en personas autistas suele manifestarse de forma diferente a la de las poblaciones neurotípicas. Si bien algunos síntomas clásicos, como recuerdos intrusivos o pesadillas, están presentes, otros pueden expresarse mediante una mayor irritabilidad, bloqueo emocional o conductas repetitivas. La hiperactivación puede manifestarse como agitación repentina, dificultad para concentrarse o reacción exagerada a factores estresantes menores. Las conductas de evitación pueden manifestarse como retraimiento de la interacción social, reticencia a participar en actividades que antes disfrutaban o insistencia en rutinas rígidas para crear una sensación de previsibilidad. La desregulación emocional, a menudo exacerbada por la sensibilidad sensorial, puede hacer que la respuesta al trauma parezca desproporcionada a los observadores, lo que dificulta aún más el reconocimiento y la intervención.

El trauma complejo, resultante de la exposición prolongada o repetida a experiencias adversas, es particularmente común en personas con autismo diagnosticado tardíamente. Esta forma de trauma suele tener efectos acumulativos en la regulación emocional, la autopercepción y el funcionamiento interpersonal. Las personas pueden desarrollar autoculpa persistente, ansiedad anticipatoria y dificultades para establecer relaciones de confianza.

Las distorsiones cognitivas, como la creencia de que el mundo es inherentemente inseguro o que el comportamiento personal es la causa del maltrato, se refuerzan con el tiempo. La combinación de los desafíos sociales y sensoriales relacionados con el autismo con las secuelas emocionales del trauma crea un perfil multifacético que requiere una evaluación e intervención matizadas.

Las intervenciones terapéuticas para el trauma en personas autistas deben considerar tanto las diferencias en el neurodesarrollo como la complejidad emocional del TEPT. La atención adaptada al trauma enfatiza la seguridad, la previsibilidad y la validación, sentando las bases para la sanación. Los enfoques cognitivo-conductuales adaptados al autismo pueden abordar las cogniciones distorsionadas, enseñar estrategias de afrontamiento y apoyar la regulación emocional. Se pueden incorporar técnicas como la conexión a tierra, la atención plena y la exposición controlada a estímulos temidos, siempre prestando atención a las sensibilidades sensoriales y las diferencias en el procesamiento cognitivo. La terapia suele progresar gradualmente, lo que permite a la persona desarrollar confianza, dominio y resiliencia antes de afrontar recuerdos traumáticos más intensos.

La participación familiar es esencial para abordar el trauma. Los cuidadores que comprenden el impacto tanto del autismo como del trauma pueden brindar apoyo constante, validar las experiencias y colaborar con los terapeutas para implementar estrategias que reduzcan los desencadenantes ambientales. La educación familiar fomenta la empatía y reduce el refuerzo involuntario del estrés o el miedo. En el caso de los adolescentes con diagnóstico tardío, las familias desempeñan un papel clave al ayudar a integrar el diagnóstico de autismo en la comprensión del trauma pasado, replanteando las experiencias de forma que se reduzca la autoculpa y se promueva la recuperación emocional.

Las intervenciones sociales complementan los enfoques terapéuticos al brindar oportunidades seguras para el desarrollo de habilidades, el desarrollo de relaciones y la validación entre pares. La mentoría entre pares, el entrenamiento en habilidades sociales y las actividades grupales estructuradas crean entornos donde las personas con autismo pueden practicar la interacción social sin temor al rechazo ni al ridículo. Las experiencias sociales positivas contrarrestan traumas previos, refuerzan la autoestima y favorecen la regulación emocional. Para las personas con diagnóstico tardío, conectar con otras personas que comparten experiencias neurodivergentes similares resulta especialmente enriquecedor, ya que ayuda a contextualizar dificultades pasadas y a reducir la sensación de aislamiento.

Las adaptaciones educativas son otro elemento crucial en la atención adaptada al trauma. Reconocer la interacción entre el autismo, el TDAH y el trauma permite a las escuelas implementar estrategias que minimizan el estrés y promueven la participación. Las rutinas predecibles, los apoyos sensoriales, los plazos flexibles y los planes de aprendizaje individualizados reducen los desencadenantes ambientales y favorecen la regulación atencional. Los educadores que comprenden los perfiles emocionales y del neurodesarrollo de los estudiantes pueden brindar validación, orientación e intervención para mitigar la retraumatización y fomentar la resiliencia.

Los estudios de caso ilustran el profundo impacto del trauma en el autismo diagnosticado tardíamente. Un adolescente, sin diagnóstico hasta los quince años, sufrió acoso escolar persistente y rechazo social durante la primaria y la secundaria. La desregulación emocional, la hipervigilancia y el retraimiento fueron interpretados por profesores y compañeros como una conducta desafiante.

Tras una evaluación integral que identificó síntomas tanto de autismo como de trauma, el adolescente recibió terapia personalizada centrada en la regulación emocional, la reestructuración cognitiva y el desarrollo de habilidades sociales. Con el tiempo, la hipervigilancia disminuyó, los síntomas depresivos disminuyeron y comenzó a desarrollarse una sensación de seguridad y autoeficacia. Este caso destaca la importancia del reconocimiento simultáneo de las diferencias en el neurodesarrollo y el trauma para apoyar los resultados en salud mental.

Otro ejemplo es el de un niño que, a pesar de presentar signos tempranos de autismo, no fue diagnosticado hasta la adolescencia. La exposición repetida a cuidados negligentes y exclusión social creó patrones traumáticos complejos, que incluían ansiedad persistente, autoculpa y dificultades para confiar en las personas. Las intervenciones incluyeron terapia familiar, estrategias de afrontamiento individualizadas y apoyo escolar que abordaron tanto las sensibilidades sensoriales como la regulación emocional. A lo largo de varios meses, el adolescente desarrolló un sentido de sí mismo más coherente, redujo la culpa internalizada y comenzó a forjar relaciones positivas con sus compañeros. Estos casos demuestran que incluso las intervenciones tardías pueden mejorar significativamente los resultados al abordar los impactos entrelazados del autismo y el trauma.

Las investigaciones subrayan los efectos acumulativos del trauma en las personas con autismo. Estudios neurobiológicos sugieren que el estrés crónico, especialmente durante períodos críticos del desarrollo, altera la regulación de la hormona del estrés, afecta las regiones cerebrales implicadas en el procesamiento emocional y puede exacerbar afecciones coexistentes como la ansiedad, la depresión y el TDAH.

La comprensión de estos mecanismos fisiológicos refuerza la necesidad de una intervención temprana, modificación ambiental y apoyos adaptados al trauma que aborden tanto los factores biológicos como los psicológicos.

El trauma en personas autistas suele verse agravado por las dificultades de comunicación. La dificultad para expresar experiencias internas, ya sea por retrasos en el lenguaje, diferencias en la comunicación pragmática o alexitimia, puede dificultar el reconocimiento y la respuesta al trauma. Los cuidadores y profesionales deben estar atentos a señales conductuales sutiles, como cambios en los patrones de sueño, retraimiento, mayor irritabilidad o cambios en las rutinas, ya que pueden indicar angustia. El reconocimiento y la respuesta temprana pueden prevenir la intensificación de los síntomas relacionados con el trauma y fomentar la resiliencia a largo plazo.

La identidad y el autoconcepto son fundamentales para la experiencia traumática en personas con diagnóstico tardío de autismo. Los adolescentes pueden tener dificultades para conciliar su identidad neurodivergente con experiencias previas de rechazo, incomprensión o negligencia. La terapia basada en el trauma suele enfatizar la validación de las experiencias, el reconocimiento de las fortalezas y el desarrollo de una narrativa coherente que integre tanto el autismo como la historia traumática. Este proceso fomenta la resiliencia, reduce la autoculpa internalizada y promueve un sentido de autonomía y seguridad para afrontar los desafíos sociales y emocionales.

En conclusión, el trauma es un factor significativo y a menudo poco reconocido en la vida de las personas autistas, en particular de aquellas diagnosticadas en etapas posteriores de la vida. Las experiencias repetidas de acoso, negligencia e incomprensión social contribuyen al TEPT, el estrés crónico y la desregulación emocional compleja.

La interacción del autismo y el trauma crea vulnerabilidades únicas que afectan el funcionamiento social, el rendimiento académico, la regulación emocional y los resultados en salud mental. El reconocimiento temprano, las intervenciones adaptadas al trauma, la participación familiar, el apoyo social y las adaptaciones educativas son esenciales para mitigar el impacto del trauma y fomentar la resiliencia. Al comprender la intrincada interacción entre las diferencias del neurodesarrollo y las experiencias traumáticas, los cuidadores, educadores y profesionales clínicos pueden brindar un apoyo integral, empático y eficaz que permita a las personas con autismo sanar, prosperar y desarrollar un sentido coherente de sí mismas.

Capítulo 20 – Autolesiones y suicidio

La autolesión y la tendencia suicida son duras realidades en la vida de muchas personas con autismo, en particular en aquellas diagnosticadas en etapas posteriores de la infancia o la adolescencia. Las tasas de conductas autolesivas, ideación suicida y suicidios consumados son significativamente más altas entre adolescentes y adultos con autismo que en la población neurotípica, lo que refleja la compleja interacción entre las diferencias en el desarrollo neurológico, las vulnerabilidades de salud mental y las experiencias sociales. Comprender los factores subyacentes que contribuyen a estas conductas es crucial para la prevención, la intervención y la promoción del bienestar a largo plazo. Este capítulo explora los mecanismos, los factores de riesgo y las estrategias de protección, enfatizando la importancia del diagnóstico oportuno, el apoyo social y las intervenciones de salud mental personalizadas.

Las personas con autismo suelen experimentar una mayor vulnerabilidad al estrés, la desregulación emocional y la sobrecarga sensorial. Estas experiencias pueden generar un intenso malestar interno, que en algunos casos se expresa mediante conductas autolesivas. La autolesión puede adoptar diversas formas, desde cortarse, golpearse o arañarse, hasta conductas más sutiles como golpearse la cabeza o pellizcarse la piel repetidamente. Si bien la autolesión no es inherentemente un acto suicida, a menudo coexiste con la ideación suicida y puede servir tanto como expresión de un dolor emocional abrumador como como un intento de autorregulación. El perfil del desarrollo neurológico del autismo, que puede incluir dificultad para etiquetar las emociones o expresar la angustia, contribuye al riesgo, ya que la persona puede tener dificultades para comunicar el sufrimiento interno de maneras socialmente reconocidas.

El diagnóstico tardío es un factor significativo en el riesgo elevado. Las personas que no son diagnosticadas hasta la adolescencia o la edad adulta pueden haber soportado años de incomprensión, exclusión social e intentos fallidos de cumplir con las expectativas neurotípicas. El impacto acumulativo de estas experiencias fomenta sentimientos crónicos de aislamiento, desesperanza e incompetencia. El enmascaramiento social, común entre las personas no diagnosticadas o diagnosticadas tardíamente, añade otra capa de vulnerabilidad. Si bien el enmascaramiento puede reducir temporalmente la fricción social, es cognitiva y emocionalmente agotador, y el enmascaramiento prolongado se ha relacionado con el agotamiento, la depresión y el aumento de las conductas autolesivas. Los adolescentes que han pasado años enmascarando sus rasgos autistas a menudo experimentan un retraso en el ajuste de cuentas emocional, en el que la angustia reprimida durante mucho tiempo aflora en forma de autolesión o pensamientos suicidas.

El rechazo social y el acoso escolar son factores importantes que contribuyen al riesgo de autolesión. Los adolescentes autistas pueden ser víctimas de acoso persistente entre pares debido a diferencias en la comunicación, sensibilidades sensoriales o comportamientos repetitivos. Profesores, cuidadores y compañeros pueden malinterpretar las reacciones al acoso escolar como hipersensibilidad o desafío, en lugar de como manifestaciones de trauma y procesamiento neurodivergente. El aislamiento social resultante exacerba los sentimientos de soledad e inutilidad, que pueden derivar en conductas autolesivas. Para algunos, la autolesión funciona como un mecanismo de afrontamiento en respuesta al dolor social, proporcionando una sensación temporal de control o alivio de emociones abrumadoras.

La sobrecarga sensorial desempeña un papel fundamental en la autolesión. Las personas con autismo suelen experimentar una mayor sensibilidad a estímulos como luces brillantes, ruidos fuertes, espacios concurridos o estímulos táctiles. Cuando estos estímulos se vuelven abrumadores, se desencadenan respuestas fisiológicas de estrés, como aumento de la frecuencia cardíaca, tensión muscular e hiperactivación. En momentos de angustia sensorial extrema, se pueden emplear conductas autolesivas para modular las sensaciones, redirigir la atención o liberar la tensión acumulada. En personas con diagnóstico tardío que han pasado años desenvolviéndose en entornos sin comprender sus necesidades sensoriales, el impacto acumulativo de una sobrecarga no gestionada puede aumentar tanto la frecuencia como la gravedad de las conductas autolesivas.

Las comorbilidades de salud mental, como la depresión, la ansiedad y el TEPT, aumentan aún más el riesgo. Las personas con diagnóstico tardío suelen presentar trastornos de salud mental coexistentes debido a años de desafíos neurodivergentes no abordados, exclusión social y trauma. La depresión, en particular, contribuye a sentimientos de desesperanza, inutilidad y una menor percepción de las posibilidades futuras, que están estrechamente vinculados con la ideación suicida. La ansiedad, especialmente cuando se combina con la hipervigilancia derivada del trauma o el rechazo social, puede intensificar el malestar emocional y desbordar los mecanismos de afrontamiento. El TEPT, que a menudo surge del acoso, la negligencia o el maltrato repetidos, exacerba la hiperactivación y la desregulación emocional, creando un terreno fértil para la autolesión y los pensamientos suicidas.

La dinámica familiar y los sistemas de apoyo son determinantes críticos del riesgo y la resiliencia.

Los adolescentes autistas que experimentan invalidación, crítica o incomprensión por parte de sus cuidadores pueden internalizar creencias negativas sobre sí mismos, lo que refuerza sentimientos de incompetencia y aislamiento. Por el contrario, las familias que reconocen y validan la identidad neurodivergente del individuo, brindan apoyo emocional y colaboran con profesionales de la salud mental pueden reducir la vulnerabilidad. Las relaciones de apoyo amortiguan la intensidad de la angustia, promueven estrategias de afrontamiento adaptativas y brindan una red de seguridad para las personas que experimentan impulsos de autolesión o pensamientos suicidas. El efecto protector de la participación familiar es particularmente pronunciado en las personas con diagnóstico tardío, que a menudo requieren orientación para integrar su diagnóstico de autismo en un autoconcepto coherente.

Los entornos educativos contribuyen significativamente al riesgo de autolesión. Las escuelas que no se adaptan a las necesidades neurodivergentes, no abordan el acoso escolar ni brindan apoyo estructurado exacerban el estrés, los sentimientos de incompetencia y el aislamiento social. Los adolescentes con autismo pueden experimentar fracaso académico repetido, críticas de los educadores o exclusión de sus pares, lo cual refuerza la autoculpa y la desesperanza. Por el contrario, las escuelas que implementan prácticas adaptadas al trauma y conscientes de la neurodivergencia —como rutinas predecibles, adaptaciones sensoriales, apoyo individualizado y programas de aprendizaje socioemocional— reducen los factores de estrés ambientales y promueven la resiliencia. Los educadores capacitados para reconocer señales de angustia y conductas autolesivas pueden intervenir tempranamente, previniendo la escalada y facilitando el acceso a apoyo profesional.

Las intervenciones terapéuticas son fundamentales para abordar la autolesión y la tendencia suicida en personas con autismo. La terapia cognitivo-conductual (TCC) adaptada al autismo ayuda a las personas a identificar desencadenantes, reconocer patrones de pensamiento desadaptativo y desarrollar estrategias alternativas de afrontamiento. La terapia dialéctica conductual (TDC) ha demostrado ser especialmente eficaz para la regulación emocional, la enseñanza de habilidades como la tolerancia a la angustia, la atención plena y la eficacia interpersonal. La terapia informada sobre el trauma aborda las experiencias traumáticas subyacentes, valida las respuestas emocionales y fomenta la expresión segura de la angustia. En algunos casos, las intervenciones farmacológicas dirigidas a la depresión, la ansiedad o el TDAH coexistentes pueden considerarse junto con la terapia conductual, lo que proporciona estabilización adicional y alivio de los síntomas. Los enfoques integrados e individualizados son esenciales debido a la compleja interacción de los factores del neurodesarrollo, emocionales y sociales en el riesgo de autolesión.

Las relaciones entre iguales y el apoyo social pueden servir como factores de protección. Los adolescentes autistas que establecen vínculos significativos con sus iguales, mentores o grupos de apoyo experimentan una menor sensación de aislamiento y una mayor validación de sus experiencias. Las comunidades de iguales que comprenden los rasgos neurodivergentes brindan oportunidades para compartir estrategias de afrontamiento, modelar la resiliencia y fomentar un sentido de pertenencia. Para las personas con diagnóstico tardío, la conexión con otras personas que han vivido experiencias similares es particularmente terapéutica, ya que normaliza las dificultades y proporciona conocimiento sobre estrategias adaptativas para gestionar la angustia. Las redes de apoyo social amortiguan la intensidad de los impulsos de autolesión y reducen la probabilidad de que la ideación suicida se convierta en acción.

Los ejemplos de casos ilustran las diversas vías que conducen a la autolesión y al suicidio. Un adolescente, sin diagnóstico hasta los dieciséis años, sufrió años de acoso y aislamiento social. La desregulación emocional, la ansiedad elevada y la sobrecarga sensorial crónica contribuyeron a la repetición de conductas de corte. Tras una evaluación integral y un plan de intervención específico —que incluyó terapia adaptada al trauma, terapia cognitivo conductual para la regulación emocional, adaptaciones sensoriales y apoyo familiar—, las conductas autolesivas disminuyeron gradualmente. El adolescente desarrolló mecanismos alternativos de afrontamiento, mejoró su alfabetización emocional y recuperó su autonomía, lo que demuestra el potencial de obtener resultados positivos incluso después de un diagnóstico tardío.

Otro caso involucró a un joven adulto diagnosticado con autismo a los dieciocho años, quien se autolesionaba repetidamente desde la adolescencia temprana. La depresión crónica, el rechazo social y las conductas persistentes de enmascaramiento habían intensificado el sufrimiento emocional. Las intervenciones se centraron en la planificación de la seguridad, la terapia que abordaba tanto el autismo como la angustia relacionada con el trauma, y el apoyo estructurado en la educación y el empleo. Con el tiempo, las conductas autolesivas disminuyeron, la ideación suicida se gestionó mediante una planificación colaborativa de la seguridad, y el individuo reportó una mayor autocomprensión, una reducción de la vergüenza y mejores estrategias de afrontamiento. Estos ejemplos subrayan la necesidad de intervenciones individualizadas e integrales que aborden tanto los factores del neurodesarrollo como los de la salud mental.

Las investigaciones destacan la compleja relación entre el enmascaramiento, el agotamiento y la autolesión.

Los adolescentes que enmascaran rasgos autistas para cumplir con las expectativas sociales realizan un enorme esfuerzo cognitivo y emocional, lo que provoca agotamiento y un mayor riesgo de desregulación emocional. Cuando el diagnóstico es tardío, años de enmascaramiento culminan en una intensificación repentina de la angustia, que a veces se expresa mediante autolesiones o ideas suicidas. Reconocer los signos del síndrome de burnout y abordar las diferencias subyacentes del neurodesarrollo es fundamental para la prevención, proporcionando apoyos específicos que reduzcan el estrés y promuevan estrategias de afrontamiento adaptativas.

La intervención temprana y las estrategias proactivas son esenciales para reducir el riesgo. Identificar los rasgos autistas, ofrecer adaptaciones, fomentar las habilidades sociales y abordar las afecciones de salud mental coexistentes puede reducir significativamente la probabilidad de autolesión. Los educadores, cuidadores y profesionales clínicos desempeñan un papel fundamental en la monitorización de las señales de alerta, la validación de las experiencias y la implementación de apoyos estructurados. En el caso de las personas con diagnóstico tardío, la intervención implica abordar el malestar emocional acumulado y crear estrategias para gestionar los desafíos actuales, haciendo hincapié en el desarrollo de habilidades, el apoyo social y la resiliencia emocional.

Los factores de protección incluyen un fuerte apoyo social, validación emocional, habilidades de afrontamiento eficaces y un autoconcepto positivo. Los adolescentes autistas que reciben comprensión y aceptación de sus familiares, compañeros y profesionales presentan tasas más bajas de autolesión y conductas suicidas.

Las oportunidades para desarrollar intereses, dominio y autonomía contribuyen a un sentido de competencia y autonomía. Las habilidades de regulación emocional, resolución de problemas y comunicación reducen la vulnerabilidad a una angustia abrumadora.

La atención basada en el trauma, las adaptaciones personalizadas y las intervenciones proactivas de salud mental fortalecen colectivamente la resiliencia, enfatizando la importancia de la modificación ambiental junto con el desarrollo de habilidades individuales.

La educación sobre la neurodiversidad es crucial para cuidadores, educadores y las propias personas. Comprender los desafíos y las fortalezas únicas de los adolescentes autistas proporciona contexto para las conductas de autolesión, reduce el estigma y promueve la intervención compasiva. Conocer la interacción entre el autismo, el diagnóstico tardío, el trauma y los problemas de salud mental empodera a las familias y a los profesionales para implementar medidas preventivas, reconocer las señales de alerta tempranas y brindar apoyo oportuno. El conocimiento fomenta la empatía, reduce el aislamiento y mejora la eficacia de las estrategias terapéuticas y ambientales.

En conclusión, la autolesión y la tendencia suicida representan preocupaciones críticas para adolescentes y adultos autistas, en particular para aquellos diagnosticados en etapas posteriores de la vida. La convergencia del rechazo social, la sobrecarga sensorial, la desregulación emocional, las comorbilidades de salud mental y las conductas de enmascaramiento crea un entorno de alto riesgo que requiere una comprensión e intervención integrales.

Los factores de protección, incluidas las relaciones de apoyo, las intervenciones terapéuticas individualizadas, las adaptaciones, el desarrollo de habilidades y la validación de la identidad neurodivergente, son esenciales para mitigar el riesgo y fomentar la resiliencia.

Al integrar la conciencia de las diferencias del desarrollo neurológico con la atención de salud mental basada en el trauma, los cuidadores, educadores y médicos pueden brindar la orientación, el apoyo y las herramientas necesarias para reducir la autolesión, controlar la ideación suicida y promover el bienestar emocional a largo plazo de las personas autistas.

Capítulo 21 – El poder de la intervención temprana

La intervención temprana se reconoce desde hace tiempo como uno de los factores más importantes para el desarrollo a largo plazo de los niños con autismo. El principio es simple: cuanto antes se introduzcan los apoyos, más eficazmente se podrá guiar la trayectoria natural de desarrollo del niño hacia el funcionamiento adaptativo, la regulación emocional y la interacción social. Los primeros años de vida se caracterizan por una extraordinaria plasticidad neuronal, un período durante el cual el cerebro responde con gran rapidez a la estimulación, el aprendizaje y la influencia ambiental. Al aprovechar esta etapa crucial, terapias como la logopedia, la terapia ocupacional, las intervenciones conductuales y el entrenamiento socioemocional pueden influir profundamente en el desarrollo, reducir la probabilidad de problemas de salud mental posteriores y mejorar la calidad de vida en general.

Las familias suelen describir el momento de un diagnóstico temprano como una combinación de alivio y urgencia. Los padres que notan diferencias en el contacto visual, el habla o el juego de su hijo pueden experimentar meses o años de incertidumbre, buscando explicaciones y orientación. Una vez que se realiza el diagnóstico, se abre un camino, aunque puede resultar abrumador.

Surgen inmediatamente preguntas sobre qué terapias seguir, cómo estructurar las rutinas diarias y cómo equilibrar la intervención con las experiencias cotidianas de la infancia.

En esos momentos, la evidencia que apoya la intervención temprana brinda tranquilidad y orientación: iniciar el apoyo más temprano que tarde aumenta significativamente la probabilidad de que el niño desarrolle habilidades críticas y estrategias de adaptación que lo protejan contra desafíos posteriores.

La terapia del habla y del lenguaje suele ser una de las primeras intervenciones recomendadas para niños pequeños con autismo. Las dificultades de comunicación, que van desde el retraso en el habla hasta dificultades en el uso pragmático del lenguaje, pueden afectar profundamente la integración social y el desarrollo emocional. Los logopedas trabajan para mejorar la comunicación expresiva y receptiva, adaptando los objetivos a las capacidades actuales del niño y su potencial a largo plazo. Las técnicas a menudo incluyen modelar un lenguaje apropiado, ampliar el vocabulario mediante el juego estructurado y utilizar apoyos visuales como horarios con imágenes o tableros de comunicación. En niños no verbales, se pueden introducir dispositivos de comunicación aumentativa y alternativa (CAA), que ofrecen un medio para expresar necesidades, tomar decisiones y socializar. El acceso temprano a estos apoyos permite a los niños interactuar de forma más eficaz con sus cuidadores, compañeros y educadores, lo que a su vez reduce la frustración, promueve la reciprocidad social y sienta las bases para el aprendizaje futuro.

La terapia ocupacional (TO) aborda los desafíos sensoriales, motores y de autocuidado comunes en niños autistas. Las diferencias en el procesamiento sensorial, como la hipersensibilidad al sonido, el tacto o el movimiento, pueden generar estrés diario e impedir la participación en las rutinas.

Los terapeutas ocupacionales evalúan el perfil sensorial de cada niño e implementan estrategias para gestionar la información sensorial, desde mantas con peso y auriculares con cancelación de ruido hasta dietas sensoriales estructuradas integradas en las actividades diarias. El desarrollo de la motricidad fina, crucial para tareas como escribir, alimentarse y vestirse, se aborda mediante ejercicios específicos, equipos de adaptación e intervenciones basadas en el juego. La terapia ocupacional temprana no solo mejora la independencia funcional, sino que también reduce el estrés y la frustración que pueden contribuir a la desregulación emocional y los problemas de conducta. Las familias suelen informar que los niños que reciben terapia ocupacional temprana están más tranquilos, más involucrados y mejor capacitados para desenvolverse en las rutinas diarias, lo que refuerza un ciclo de retroalimentación positiva para el desarrollo de habilidades.

Las intervenciones conductuales, en particular las basadas en el análisis conductual aplicado (ABA), son fundamentales para las estrategias de intervención temprana. El ABA se centra en la enseñanza de habilidades funcionales mediante el refuerzo estructurado, la división de tareas complejas en pasos manejables y el fomento sistemático de conductas adaptativas, a la vez que se reducen las desadaptativas. Se hace hincapié en una programación individualizada, con objetivos adaptados al nivel de desarrollo y las necesidades de cada niño. Las intervenciones conductuales tempranas han demostrado sistemáticamente su eficacia para mejorar la comunicación, la interacción social, las habilidades de juego y el funcionamiento adaptativo. Es importante destacar que, cuando se implementan con sensibilidad y respeto por los intereses y el estado emocional del niño, estas intervenciones pueden ser eficaces y atractivas, fomentando una sensación de dominio y logro que refuerza la autoestima y la motivación.

El entrenamiento socioemocional es un complemento fundamental para las intervenciones comunicativas, sensoriales y conductuales. Los niños con autismo suelen tener dificultades para reconocer y responder a las señales sociales, gestionar las emociones y establecer relaciones con sus compañeros. Los programas de intervención temprana incorporan actividades diseñadas para desarrollar la cognición social, la adopción de perspectivas y la regulación emocional. Los juegos de rol, las historias sociales y las interacciones estructuradas con los compañeros ayudan a los niños a aprender a desenvolverse en situaciones sociales, interpretar señales no verbales y expresar sus emociones de forma adaptativa. Al abordar estas habilidades a una edad temprana, los niños desarrollan las bases para relaciones significativas, lo que reduce la probabilidad de aislamiento social y las dificultades emocionales asociadas en etapas posteriores de la vida. Las familias informan que los niños que reciben entrenamiento socioemocional muestran mayor confianza, mejores interacciones con compañeros y hermanos, y mayor disfrute de las actividades compartidas.

La participación de los padres es fundamental para una intervención temprana eficaz. Los terapeutas ofrecen orientación, modelado y coaching para que los padres puedan reforzar las habilidades en las rutinas diarias. Estrategias sencillas, como etiquetar objetos durante el juego, fomentar la atención conjunta u ofrecer opciones estructuradas durante la comida, pueden potenciar el impacto de las sesiones de terapia formal. Los padres que se sienten capacitados para apoyar el desarrollo de sus hijos experimentan menos estrés, mayor confianza y un mayor sentido de autonomía. Las relaciones de colaboración entre familias y profesionales garantizan la coherencia en el hogar, la escuela y los entornos terapéuticos, lo cual es fundamental para generalizar las habilidades y mantener el progreso.

La constancia y la intensidad de la intervención son importantes. Las investigaciones indican que los niños que reciben sesiones de terapia regulares y estructuradas, a menudo de varias horas a la semana, muestran avances más rápidos que quienes reciben apoyo esporádico o mínimo. Esto no implica que la terapia deba dominar la vida del niño; más bien, enfatiza la importancia de integrar el desarrollo de habilidades en una rutina predecible, equilibrando la intervención estructurada con el juego, la exploración y el vínculo familiar. La participación temprana y constante fortalece las vías neuronales asociadas con la cognición social, la comunicación y la regulación emocional, generando beneficios duraderos que se extienden hasta la adolescencia y la edad adulta.

La intervención temprana también tiene valor preventivo para la salud mental. Los niños que reciben apoyo oportuno tienen menos probabilidades de experimentar el estrés crónico asociado con los fracasos sociales repetidos, la falta de comunicación o la sobrecarga sensorial. Al proporcionar herramientas para afrontar los desafíos sociales y emocionales, la intervención temprana reduce el riesgo de ansiedad, depresión y otros trastornos de salud mental que se observan comúnmente en personas con diagnóstico tardío. Cuando los niños comprenden sus necesidades, se comunican eficazmente y se relacionan positivamente con sus compañeros, desarrollan un sentido de competencia y pertenencia, lo cual los protege contra la aparición de autolesiones, aislamiento social y trastornos de internalización.

Los factores culturales y sistémicos influyen en el acceso a la intervención temprana. El nivel socioeconómico, la ubicación geográfica y la concienciación sobre el autismo pueden determinar si los niños reciben evaluaciones y servicios oportunos.

Las familias en comunidades marginadas a menudo enfrentan barreras como largas listas de espera, disponibilidad limitada de especialistas capacitados y limitaciones financieras. Las campañas de identificación temprana, la educación de los cuidadores y las iniciativas políticas son esenciales para abordar estas disparidades. Cuanto antes se evalúe a los niños y se les conecte con las intervenciones, mayor será el potencial de obtener resultados positivos en su desarrollo, lo que subraya la importancia social de los programas de intervención temprana accesibles y equitativos.

Los ejemplos de casos ilustran el poder transformador de la intervención temprana. Un niño, diagnosticado a los dieciocho meses debido a un retraso en el habla y un contacto visual limitado, comenzó una combinación de terapia del habla, terapia ocupacional y apoyo conductual estructurado. En cuestión de meses, el lenguaje expresivo mejoró, la participación en rutinas sociales aumentó y las crisis nerviosas relacionadas con la frustración disminuyeron. A los cuatro años, el niño participaba en actividades grupales, comunicaba sus necesidades con eficacia y demostraba habilidades fundamentales para el aprendizaje académico. Las familias suelen informar que los avances tempranos fomentan el optimismo, refuerzan el compromiso con la terapia continua y brindan una sensación de control al afrontar un camino incierto.

Otro ejemplo fue el de un niño con marcada sensibilidad sensorial y ansiedad, identificado para intervención a los dos años. La terapia ocupacional abordó la defensa táctil y la coordinación motora, mientras que las intervenciones conductuales y socioemocionales se centraron en las rutinas, la toma de turnos y el etiquetado emocional.

El entrenamiento temprano de los padres permitió un refuerzo constante en el hogar, reduciendo las crisis y mejorando las habilidades de adaptación.

Al llegar al jardín de infancia, el niño demostró mayor independencia, juego cooperativo con sus compañeros y confianza para afrontar situaciones novedosas. Estos ejemplos ilustran cómo la intervención temprana y coordinada moldea las trayectorias de desarrollo, desarrollando habilidades que sirven como factores de protección contra desafíos posteriores.

Los programas basados en la evidencia enfatizan la individualización y la flexibilidad. Ningún enfoque es adecuado para todos los niños; una intervención eficaz implica una combinación de terapias adaptadas al perfil, las fortalezas y las áreas de necesidad de cada niño. El seguimiento continuo y el ajuste de los objetivos garantizan que la terapia evolucione junto con el desarrollo del niño, manteniendo su relevancia y maximizando su impacto. Las familias que observan el progreso de sus hijos a menudo comprenden mejor los mecanismos de aprendizaje, comunicación y regulación emocional, lo que les permite participar activamente y adaptar las estrategias a situaciones reales.

La intervención temprana también se relaciona con resultados funcionales a largo plazo. Los niños que reciben apoyo oportuno demuestran mayores niveles de independencia, un mejor rendimiento académico y una mejor integración social durante la etapa escolar. Las habilidades desarrolladas en la primera infancia (comunicación, autocuidado, regulación emocional e interacción social) sirven como base para el funcionamiento en la adolescencia y la edad adulta. Los efectos protectores van más allá de la adquisición de habilidades; los niños que experimentan éxito temprano desarrollan autoeficacia, resiliencia y confianza, esenciales para afrontar los desafíos de la adolescencia y la edad adulta.

La colaboración entre equipos multidisciplinarios mejora la eficacia de la intervención temprana.

Logopedas, terapeutas ocupacionales, especialistas en conducta, psicólogos, educadores y familias colaboran para crear estrategias cohesionadas y consistentes. La planificación coordinada reduce la confusión, garantiza que las intervenciones se refuercen mutuamente y evita la duplicación de esfuerzos. La comunicación regular y el seguimiento del progreso permiten a los equipos celebrar los logros, identificar necesidades emergentes y realizar ajustes oportunos, creando un sistema de apoyo dinámico y receptivo que maximiza los beneficios de la intervención temprana.

No debe subestimarse el impacto emocional en las familias. La intervención temprana ofrece esperanza, estructura y pasos prácticos, transformando la incertidumbre en un plan de acción. Los padres reportan una reducción de la ansiedad cuando comprenden cómo apoyar a su hijo, observan un progreso medible y participan activamente en la terapia. Los hermanos también se benefician de la intervención temprana, ya que los apoyos estructurados reducen el estrés familiar, promueven interacciones positivas y fomentan la comprensión de la neurodiversidad. Los beneficios holísticos de la intervención temprana se extienden a todos los sistemas familiares, creando un entorno de apoyo que refuerza los avances en el desarrollo.

En conclusión, el poder de la intervención temprana reside en su capacidad para aprovechar la plasticidad cerebral durante los períodos críticos del desarrollo, proporcionando habilidades, estrategias y apoyos que determinan los resultados a largo plazo. La logopedia, la terapia ocupacional, las intervenciones conductuales y el entrenamiento socioemocional abordan conjuntamente la comunicación, el procesamiento sensorial, la regulación emocional y la interacción social.

La participación de los padres, la constancia, la programación individualizada y la colaboración entre profesionales potencian estos beneficios. La intervención temprana reduce la probabilidad de problemas de salud mental posteriores, fomenta la resiliencia y promueve la independencia, la confianza y la integración social. Al identificar tempranamente los rasgos autistas, iniciar intervenciones basadas en la evidencia y brindar un entorno de apoyo, las familias y los profesionales sientan las bases para el aprendizaje permanente, el bienestar y la realización personal.

Capítulo 22 – Desarrollando la resiliencia en los adolescentes

La adolescencia es un período de transformación, formación de la identidad y mayores exigencias sociales y emocionales. Para los adolescentes autistas, en particular aquellos diagnosticados en etapas posteriores de la infancia, estos años pueden ser desafiantes y cruciales. La interacción entre los rasgos neurodivergentes, las expectativas sociales y el autoconcepto emergente crea un panorama donde convergen el estrés, la incomprensión y las vulnerabilidades de la salud mental. Desarrollar la resiliencia se convierte no solo en un objetivo deseable, sino en uno esencial, ya que permite a los adolescentes afrontar las presiones académicas, las dinámicas sociales y los desafíos emocionales internos, a la vez que reduce el riesgo de ansiedad, depresión y autolesiones. La resiliencia, en este contexto, no se trata de "superar el autismo" ni de imponer la conformidad con los estándares neurotípicos. Más bien, es la capacidad de reconocer las fortalezas, adaptarse a los desafíos, mantener un sentido de identidad y buscar apoyo cuando sea necesario.

El camino hacia la resiliencia suele comenzar con la comprensión. Los adolescentes que reciben un diagnóstico tardío de autismo suelen experimentar una mezcla de alivio y dolor. Pueden sentirse validados al reconocer sus diferencias, pero al mismo tiempo lamentan los años perdidos por la incomprensión, las expectativas incumplidas y el rechazo social. Estas emociones son naturales y requieren reconocimiento.

Los terapeutas y cuidadores trabajan para crear un entorno seguro donde los adolescentes puedan explorar estos sentimientos sin ser juzgados. Llevar un diario, la reflexión guiada y las conversaciones estructuradas ofrecen vías para expresar confusión, enojo o tristeza, lo que permite al adolescente comenzar a integrar el diagnóstico en su autoconcepto en desarrollo. Este proceso de comprensión sienta las bases de la resiliencia, ayudándolos a ver los desafíos como algo abordable en lugar de insuperable.

El apoyo familiar desempeña un papel fundamental en el desarrollo de la resiliencia. Los padres y cuidadores actúan como defensores, guías y fuentes de validación emocional. Al reconocer el perfil neurodivergente del adolescente, las familias les aseguran que las diferencias no son deficiencias y que las dificultades con la interacción social, el procesamiento sensorial o la función ejecutiva no son defectos personales. Las rutinas estructuradas, los entornos predecibles y las estrategias de comunicación claras reducen los factores estresantes diarios y fomentan la estabilidad. Las familias que fomentan la autonomía, ofrecen opciones y valoran las fortalezas fomentan la competencia y la autoeficacia. Cuando los adolescentes reciben apoyo y apoyo constantes, internalizan un sentido de valía y autonomía que los protege contra las presiones externas y la autocrítica internalizada.

Las escuelas son otro ámbito crucial para el desarrollo de la resiliencia. Los entornos académicos suelen ser tanto una fuente de estrés como una oportunidad de crecimiento. Los adolescentes con diagnóstico tardío pueden haber pasado años intentando cumplir con las expectativas neurotípicas sin adaptaciones, lo que les genera frustración, baja autoestima y ansiedad.

Los apoyos educativos, como planes de aprendizaje individualizados, adaptaciones sensoriales, horarios flexibles y acceso a terapia, ayudan a mitigar estos factores estresantes. El profesorado capacitado en prácticas que priorizan la neurodiversidad ofrece validación, reconoce las fortalezas y ajusta las expectativas de forma que se mantenga el reto sin abrumar al adolescente. La educación entre pares y las iniciativas contra el acoso escolar también contribuyen a fomentar la aceptación, reducir el aislamiento y promover entornos sociales inclusivos. Las escuelas que integran el aprendizaje socioemocional con la instrucción académica brindan a los adolescentes las herramientas para gestionar el estrés, regular las emociones y desenvolverse en entornos sociales complejos.

Las relaciones entre iguales son especialmente influyentes durante la adolescencia. Las amistades brindan oportunidades para el aprendizaje social, el apoyo emocional y la exploración de la identidad. Los adolescentes con autismo que han aprendido a ocultar o camuflar sus rasgos pueden tener dificultades para establecer conexiones auténticas, lo que aumenta su vulnerabilidad a la ansiedad social y la depresión. Facilitar entornos donde los adolescentes puedan conocer a compañeros con intereses compartidos o experiencias neurodivergentes similares reduce estas barreras. Las actividades extracurriculares, los clubes basados en intereses y las comunidades en línea ofrecen espacios seguros para la interacción social, fomentando un sentido de pertenencia y competencia. Dentro de estas redes de apoyo, los adolescentes pueden practicar habilidades de comunicación, negociar conflictos y desarrollar confianza en sus habilidades sociales, lo que contribuye a su resiliencia general.

Las intervenciones terapéuticas son esenciales para abordar los factores estresantes internos y externos. La terapia cognitivo-conductual (TCC), adaptada para el autismo, ayuda a los adolescentes a identificar patrones de pensamiento desadaptativos, desarrollar estrategias de afrontamiento y replantear los desafíos de forma constructiva. Las técnicas se centran en el reconocimiento de emociones, la resolución de problemas y la autorregulación, lo que permite a los adolescentes responder de forma adaptativa al estrés en lugar de sentirse abrumados. La terapia dialéctica conductual (TDC) aporta habilidades para gestionar emociones intensas, tolerar la angustia y mantener la eficacia interpersonal. Los terapeutas también trabajan con adolescentes en la formación de la identidad, ayudándoles a conciliar sus rasgos neurodivergentes con las expectativas sociales y las aspiraciones personales. Al combinar el desarrollo de habilidades con la autocomprensión, las intervenciones terapéuticas dotan a los adolescentes de herramientas y confianza para afrontar los desafíos de forma proactiva.

El manejo de las sensibilidades sensoriales y la regulación de las respuestas emocionales son componentes vitales de la resiliencia. Los adolescentes pueden encontrarse con entornos que superan sus umbrales sensoriales: aulas ruidosas, eventos sociales abarrotados o espacios públicos caóticos. Estrategias como descansos planificados, auriculares con cancelación de ruido, juguetes antiestrés y rutinas estructuradas reducen el estrés sensorial y previenen que se convierta en ansiedad o frustración. Reconocer las primeras señales de sobrecarga sensorial, como mayor irritabilidad, retraimiento o agitación, permite a los adolescentes y cuidadores intervenir antes de que la angustia se intensifique. Con el tiempo, los adolescentes desarrollan conciencia de sus desencadenantes, técnicas de autocontrol y estrategias para buscar apoyo, lo que crea una sensación de control que sustenta la resiliencia.

Centrarse en las fortalezas e intereses es igualmente importante. Los adolescentes con autismo suelen exhibir habilidades excepcionales en áreas como el reconocimiento de patrones, la atención al detalle, la creatividad o el conocimiento especializado. Fomentar el desarrollo de estas fortalezas fomenta la competencia, la autoestima y la motivación intrínseca. Los programas de mentoría, los talleres de desarrollo de habilidades y las oportunidades de aprendizaje por proyectos permiten a los adolescentes explorar sus intereses, alcanzar el dominio de sus habilidades y experimentar el reconocimiento de sus capacidades en lugar de sus déficits. El refuerzo positivo de las fortalezas contrarresta los desafíos asociados con las expectativas sociales y académicas, sentando las bases para la autoconfianza y el afrontamiento adaptativo.

La transición de la infancia a la adolescencia implica mayores expectativas de independencia y autogestión. Las habilidades de funcionamiento ejecutivo (planificación, organización, gestión del tiempo e inicio de tareas) son áreas en las que los adolescentes con autismo pueden tener dificultades, especialmente si el diagnóstico es tardío. Los apoyos específicos, como horarios visuales, listas de verificación, recordatorios digitales y coaching, ayudan a los adolescentes a desarrollar su autonomía y a reducir el estrés. Aprender a abogar por adaptaciones, buscar ayuda cuando la necesiten y dividir las tareas complejas en pasos manejables fortalece la resiliencia y prepara a los adolescentes para las exigencias de la escuela secundaria, la educación postsecundaria o el acceso al empleo temprano. Las habilidades de autodefensa empoderan a los adolescentes para desenvolverse en los sistemas, afrontar los desafíos y mantener la autoeficacia.

El seguimiento de la salud mental es fundamental para desarrollar resiliencia. Los adolescentes que han sufrido años de incomprensión, acoso o aislamiento social tienen un mayor riesgo de sufrir ansiedad, depresión y autolesiones.

La detección sistemática, el acceso a terapia y la intervención temprana para problemas emergentes de salud mental brindan apoyo oportuno y reducen su agravamiento. Los adolescentes se benefician de vías claras para acceder a la atención, incluyendo orientación para hablar sobre sus dificultades con cuidadores, educadores o profesionales clínicos. Normalizar el apoyo a la salud mental en las familias y las escuelas fomenta una cultura en la que buscar ayuda se percibe como una actitud adaptativa en lugar de vergonzosa, lo que refuerza la resiliencia y la capacidad de afrontamiento.

Desarrollar estrategias de afrontamiento para el manejo del estrés es fundamental para la resiliencia. La atención plena, los ejercicios de respiración, la relajación muscular progresiva y las actividades de ocio estructuradas proporcionan a los adolescentes herramientas para regular la excitación emocional. Planificar las transiciones, anticipar los desafíos y crear rutinas estructuradas mitigan la incertidumbre y reducen la ansiedad. Las habilidades para replantear el diálogo interno negativo, establecer metas realistas y mantener la perspectiva permiten a los adolescentes afrontar los contratiempos sin sentirse abrumados. Con el tiempo, estas estrategias se internalizan, lo que les permite responder con flexibilidad a los desafíos, recuperarse de las dificultades y mantener el equilibrio emocional.

La formación de la identidad es un aspecto crucial de la resiliencia en adolescentes con diagnóstico tardío. Integrar un diagnóstico de autismo en un sentido coherente de identidad puede ser a la vez empoderador y desafiante. Los adolescentes a menudo luchan por reconciliar experiencias pasadas de incomprensión con el nuevo marco de identidad neurodivergente.

El apoyo terapéutico, la tutoría y las conexiones entre pares brindan orientación para explorar valores, fortalezas y aspiraciones personales.

Desarrollar una narrativa positiva sobre los rasgos neurodivergentes, comprender las necesidades individuales y aceptar las diferencias como parte de la identidad reduce el estigma internalizado y fortalece el afrontamiento adaptativo. Un sentido coherente de identidad protege contra los factores estresantes externos, fomenta la autocompasión y mejora la capacidad para desenvolverse en entornos sociales y académicos.

La colaboración entre familias, escuelas y terapeutas amplifica el impacto de las estrategias de desarrollo de la resiliencia. La coherencia en los mensajes, los objetivos compartidos y las intervenciones coordinadas garantizan que los adolescentes reciban refuerzo en distintos entornos. Cuando las estrategias implementadas en casa se replican en la escuela y en el entorno terapéutico, los adolescentes experimentan previsibilidad y estabilidad, lo que reduce el estrés y mejora la adquisición de habilidades. La comunicación abierta entre cuidadores, educadores y profesionales clínicos permite la identificación oportuna de desafíos, la resolución conjunta de problemas y la adaptación de los apoyos a medida que el adolescente se desarrolla. Los enfoques colaborativos crean una red de apoyo que mejora la resiliencia y proporciona una red de seguridad durante periodos de mayor estrés.

Ejemplos de casos ilustran el potencial transformador del desarrollo de la resiliencia. Un adolescente, diagnosticado a los trece años tras años de dificultades sociales y ansiedad, participó en una combinación de terapia cognitivo conductual, entrenamiento en habilidades sociales, terapia ocupacional para sensibilidades sensoriales y apoyo familiar estructurado. Con el tiempo, desarrolló estrategias eficaces para gestionar el estrés, desenvolverse en situaciones sociales y expresar sus necesidades. La participación en clubes de interés y la mentoría le brindaron oportunidades para desarrollar habilidades y establecer relaciones positivas con sus compañeros.

En un año, se observaron mejoras en la autorregulación, la participación académica y la confianza emocional. El adolescente reportó sentirse más como él mismo y capaz de afrontar los desafíos sin sentirse abrumado, lo que demuestra el impacto de las intervenciones coordinadas para el desarrollo de la resiliencia.

Otro ejemplo fue el de un adolescente con diagnóstico tardío a los quince años, que experimentaba ansiedad crónica, enmascaramiento social y síntomas depresivos emergentes. Las intervenciones se centraron en la exploración de la identidad, la regulación emocional y el desarrollo de habilidades socioemocionales. La familia colaboró con el personal escolar para implementar adaptaciones y crear rutinas estructuradas. La participación en grupos de apoyo entre pares para adolescentes neurodivergentes le proporcionó validación social y modelado de estrategias adaptativas. Con el tiempo, el adolescente reportó una reducción de la ansiedad, un mayor compromiso social y una mayor autoestima. Estos casos subrayan que la resiliencia no es un rasgo innato, sino un conjunto de habilidades, apoyos y experiencias que pueden cultivarse mediante la intervención intencional.

Promover la autonomía y la planificación futura mejora la resiliencia. Los adolescentes se benefician de un aumento gradual de responsabilidad, oportunidades para la toma de decisiones y el desarrollo de habilidades para una vida independiente. La exploración profesional, la formación profesional y el establecimiento de metas estructuradas fomentan la visión de futuro y fomentan un sentido de propósito. Al desarrollar competencias y autonomía en áreas significativas, los adolescentes desarrollan confianza en su capacidad para influir en los resultados, afrontar los desafíos y perseguir sus aspiraciones personales. Un enfoque en las habilidades orientadas al futuro refuerza la resiliencia al combinar la competencia práctica con la adaptabilidad psicológica.

En conclusión, desarrollar la resiliencia en adolescentes autistas, especialmente en aquellos diagnosticados posteriormente, requiere un enfoque integral y multifacético. Las familias brindan apoyo emocional, defensa y orientación; las escuelas ofrecen adaptaciones, rutinas estructuradas y aprendizaje socioemocional; los terapeutas ofrecen intervenciones específicas para el afrontamiento, las habilidades sociales y la regulación emocional. Los enfoques basados en las fortalezas, el desarrollo de la identidad, las conexiones con los pares y el desarrollo de habilidades para la autonomía refuerzan la resiliencia y reducen la probabilidad de problemas de salud mental. Al fomentar un entorno de apoyo, enseñar estrategias adaptativas y validar la identidad neurodivergente, los adolescentes aprenden a gestionar el estrés, las emociones y a interactuar con confianza en el mundo. La resiliencia se convierte tanto en un factor protector como en una habilidad vital, capacitando a los adolescentes autistas para afrontar la adolescencia con autonomía, autocomprensión y la capacidad de involucrarse significativamente.

Capítulo 23 – Trayectorias educativas

La educación es un pilar fundamental del desarrollo y un terreno complejo para las personas con autismo. La edad a la que se recibe el diagnóstico influye significativamente en las trayectorias académicas, influyendo no solo en el acceso al apoyo, sino también en la autopercepción, las estrategias de aprendizaje y los resultados a largo plazo. Los niños con diagnóstico temprano suelen ingresar a la escuela con intervenciones específicas ya implementadas, lo que les proporciona el andamiaje necesario para gestionar las exigencias académicas y sociales. Por otro lado, los adolescentes con diagnóstico tardío suelen enfrentarse a años de necesidades insatisfechas, lo que genera deficiencias en sus habilidades, mayor ansiedad y dificultades para adaptarse a las expectativas del aula. Comprender estas trayectorias e implementar estrategias educativas de apoyo es esencial para fomentar el éxito académico, el bienestar emocional y la preparación profesional futura.

Desde los primeros grados, los niños se enfrentan a entornos estructurados que desafían la comunicación, la interacción social y el funcionamiento ejecutivo. Para los estudiantes autistas, las expectativas del aula —como la participación en grupo, el seguimiento de instrucciones de varios pasos y la gestión de las transiciones— pueden ser especialmente exigentes.

Los niños diagnosticados tempranamente se benefician de apoyos individualizados, como horarios visuales, instrucción diferenciada y enseñanza directa de reglas sociales, que les permiten participar de manera más efectiva.

Los docentes capacitados para reconocer el autismo e implementar prácticas inclusivas pueden anticipar las dificultades, brindar adaptaciones apropiadas y reducir la frustración y las experiencias de fracaso que a menudo acompañan a las necesidades de aprendizaje no satisfechas.

Estos apoyos tempranos crean una base sobre la cual se pueden construir habilidades académicas y sociales posteriores, promoviendo la resiliencia y la competencia.

Los estudiantes con diagnóstico tardío con frecuencia ingresan a la escuela sin dichas adaptaciones, desempeñándose en aulas con diferencias no diagnosticadas en la atención, el procesamiento sensorial y la cognición social. El efecto acumulativo de años dedicados a enmascarar, afrontar las situaciones en silencio o malinterpretar las instrucciones puede manifestarse como bajo rendimiento académico, ansiedad o problemas de conducta. Estos estudiantes pueden desarrollar estrategias para aparentar obediencia mientras internalizan el estrés, o pueden experimentar retroalimentación negativa repetida que debilita su autoestima. Una vez realizado el diagnóstico, el desafío se centra en la remediación: identificar las deficiencias, implementar apoyos y fomentar un sentido de competencia que puede haberse erosionado con el tiempo. Las trayectorias educativas para los estudiantes con diagnóstico tardío requieren una evaluación cuidadosa, una planificación individualizada y la colaboración entre docentes, familias y especialistas para garantizar que las intervenciones aborden tanto los déficits de aprendizaje como las necesidades emocionales.

Los Programas Educativos Individualizados (IEP) y los planes 504 son herramientas fundamentales para apoyar a los estudiantes con autismo. Estos marcos permiten a los educadores establecer metas específicas y medibles, ofrecer adaptaciones adaptadas a las necesidades de cada niño y supervisar su progreso sistemáticamente.

Las adaptaciones pueden incluir asientos preferenciales para reducir las distracciones sensoriales, tiempo adicional para tareas y exámenes, instrucciones simplificadas, apoyos visuales y acceso a espacios tranquilos para la regulación.

Para los estudiantes con dificultades de la función ejecutiva, las rutinas estructuradas, las instrucciones paso a paso y las herramientas de organización, como agendas o recordatorios digitales, son invaluables. La creación e implementación de estos planes requiere colaboración, comunicación y ajustes continuos a medida que el estudiante desarrolla y demuestra nuevas habilidades. Las familias que participan activamente en el proceso de planificación ayudan a garantizar que las intervenciones sean consistentes en el hogar y la escuela, lo que aumenta su eficacia.

La dinámica entre pares es un componente central de la experiencia educativa. Los estudiantes con autismo pueden tener dificultades para iniciar interacciones, interpretar señales sociales o participar en actividades grupales, lo que puede derivar en aislamiento social o acoso escolar. Las escuelas que implementan programas de aprendizaje socioemocional, mentoría entre pares y estrategias de aprendizaje cooperativo brindan oportunidades para que los estudiantes con autismo practiquen habilidades sociales en contextos estructurados y de apoyo. Las amistades y las relaciones positivas entre pares no solo mejoran la participación y la motivación, sino que también reducen la ansiedad y los síntomas depresivos. Los educadores que cultivan culturas inclusivas en el aula —celebrando las diferencias, fomentando la empatía y abordando el acoso escolar de forma proactiva— crean un entorno en el que los estudiantes con autismo pueden prosperar académica y socialmente.

La educación superior presenta desafíos y oportunidades adicionales. Los programas universitarios y de formación profesional exigen mayor independencia, autodefensa y desarrollo de habilidades de funcionamiento ejecutivo.

Los estudiantes con autismo pueden tener dificultades para gestionar el tiempo, adaptarse a horarios complejos y gestionar entornos sensorialmente estimulantes como aulas, bibliotecas o eventos del campus. Las personas con diagnóstico temprano que han desarrollado estrategias de afrontamiento fundamentales y autoconciencia tienden a adaptarse con mayor eficacia, aprovechando adaptaciones como apoyo para tomar apuntes, espacios de estudio tranquilos y horarios flexibles para los exámenes. Los estudiantes con diagnóstico tardío pueden requerir un entrenamiento más intensivo en autodefensa, estrategias de organización y regulación emocional para tener éxito en la educación postsecundaria. Las oficinas de servicios para personas con discapacidad desempeñan un papel crucial al brindar orientación, facilitar adaptaciones y apoyar la transición de la escuela secundaria a la educación superior.

La preparación profesional es una extensión de las trayectorias educativas, que vincula la preparación académica con un empleo significativo. Las intervenciones tempranas, que incluyen el desarrollo de habilidades sociales, comunicativas y de función ejecutiva, sientan las bases para el éxito laboral. Los programas vocacionales, las prácticas y las oportunidades de mentoría diseñados para jóvenes con autismo facilitan la práctica en entornos reales, el desarrollo de competencias profesionales y la exposición a las normas sociales en el ámbito laboral. Los adolescentes y jóvenes se benefician de la instrucción explícita sobre las expectativas laborales, las estrategias de resolución de problemas y el manejo del estrés, lo que reduce la probabilidad de ansiedad o agotamiento laboral. Las actividades de exploración profesional permiten a los estudiantes identificar fortalezas e intereses, alineando su futuro empleo con las áreas de competencia y pasión.

Las habilidades de autodefensa son esenciales para el éxito educativo y vocacional. Los estudiantes con autismo que pueden expresar sus necesidades, solicitar adaptaciones y explicar sus diferencias a educadores o empleadores están mejor posicionados para afrontar los desafíos y mantener su compromiso. Desarrollar estas habilidades a menudo requiere práctica guiada, juegos de rol y refuerzo en contextos de apoyo. Padres, educadores y terapeutas colaboran para brindar oportunidades de experimentación segura, retroalimentación constructiva y un aumento gradual de la responsabilidad. A medida que los adolescentes adquieren confianza para expresar sus necesidades, desarrollan un sentido de autonomía que mejora la resiliencia, fomenta la autoeficacia y reduce la dependencia del apoyo externo con el tiempo.
Las consideraciones sensoriales siguen siendo un aspecto crucial de la planificación educativa. Las aulas, las cafeterías y los pasillos pueden saturar a los estudiantes con autismo con ruido, iluminación o movimiento. Las estrategias adaptadas a las necesidades sensoriales, como proporcionar auriculares con cancelación de ruido, ofrecer espacios de trabajo tranquilos y programar descansos, permiten a los estudiantes regular su nivel de alerta y mantener la concentración. Enseñar técnicas de automonitoreo, como reconocer las primeras señales de sobrecarga sensorial y aplicar estrategias de afrontamiento, empodera a los estudiantes para gestionar sus propias necesidades. La concienciación y la flexibilidad en los entornos educativos reducen el estrés, mejoran la participación y promueven resultados académicos positivos.

La tecnología se integra cada vez más en los itinerarios educativos del alumnado autista. Las herramientas digitales ofrecen apoyo organizativo, aprendizaje interactivo y modos alternativos de comunicación. Las tabletas con horarios visuales, los programas de voz a texto y las aplicaciones educativas facilitan la participación y se adaptan a diversos estilos de aprendizaje. Para el alumnado con dificultades de comunicación, los dispositivos de comunicación aumentativa y alternativa permiten participar en debates e interacciones sociales en el aula. Los entornos virtuales de aprendizaje pueden ofrecer menores exigencias sensoriales y mayor flexibilidad, aunque también pueden presentar dificultades en cuanto a la automotivación y la estructura. Los educadores que incorporan la tecnología de forma inteligente crean experiencias de aprendizaje inclusivas y adaptables que mejoran el rendimiento académico y el desarrollo de habilidades.

La planificación de la transición es un componente esencial de las trayectorias educativas, especialmente para los adolescentes que se acercan a la graduación de la escuela secundaria. La coordinación entre familias, escuelas y programas vocacionales o postsecundarios garantiza que los estudiantes adquieran las habilidades necesarias para una vida independiente, la educación continua y el empleo. La planificación de la transición puede incluir la exploración de intereses profesionales, la evaluación de habilidades, la instrucción en habilidades para la vida y la exposición a recursos comunitarios. El aumento gradual de la responsabilidad, junto con el apoyo continuo, permite a los estudiantes practicar la autonomía en entornos seguros. Una planificación eficaz de la transición reduce la ansiedad, desarrolla competencias y fortalece la trayectoria hacia resultados significativos en la vida adulta.

Los ejemplos de casos ilustran el impacto del apoyo y la intervención educativa. Un estudiante, diagnosticado a los cuatro años, ingresó a la escuela con apoyos individualizados que incluían logopedia, terapia ocupacional y un plan de aprendizaje a medida. Gracias a intervenciones constantes y una planificación colaborativa entre educadores y familiares, el estudiante desarrolló sólidas habilidades de lectoescritura, estrategias de comunicación eficaces y compromiso social. La participación en clubes de intereses fomentó las relaciones con sus compañeros y la confianza en sí mismo. Al graduarse de la escuela secundaria, el estudiante comprendía claramente sus fortalezas, intereses profesionales y estrategias para abordar la educación postsecundaria, lo que ilustra los beneficios acumulativos de la identificación temprana y el apoyo estructurado.

Otro ejemplo fue el de un estudiante diagnosticado a los catorce años tras años de dificultades académicas y sociales sin adaptaciones. Tras el diagnóstico, se implementaron intervenciones específicas, incluyendo apoyos organizativos estructurados, coaching de funciones ejecutivas y capacitación en habilidades socioemocionales. Los servicios para personas con discapacidad se coordinaron con el profesorado para implementar adaptaciones como la ampliación del tiempo de evaluación, la reducción de estímulos sensoriales en las aulas y el apoyo estructurado entre pares. Con el tiempo, el estudiante demostró mejoras en su rendimiento académico, compromiso y autodefensa. La participación en programas vocacionales y oportunidades de mentoría le proporcionó práctica práctica y reforzó el desarrollo de habilidades. Este caso subraya la importancia de adaptar las trayectorias educativas incluso cuando el diagnóstico se produce más tarde, lo que demuestra que los apoyos específicos pueden alterar significativamente las trayectorias y fomentar la resiliencia.

Las trayectorias educativas se configuran no solo por las intervenciones, sino también por las expectativas y actitudes. Los educadores que adoptan una perspectiva basada en las fortalezas, reconocen las diferencias individuales y priorizan el desarrollo de habilidades en lugar de las deficiencias crean entornos que empoderan a los estudiantes. Celebrar los logros, brindar retroalimentación constructiva y fomentar la autorreflexión fomentan el crecimiento y la motivación. Por el contrario, las expectativas rígidas, las respuestas punitivas a las dificultades sociales o académicas y la falta de adaptaciones contribuyen al estrés, la ansiedad y la desconexión. Por lo tanto, la cultura escolar influye tanto como las intervenciones formales en los resultados de los estudiantes con autismo.

La colaboración entre equipos multidisciplinarios mejora los resultados educativos. Logopedas, terapeutas ocupacionales, especialistas en conducta, psicólogos, educadores y familias se coordinan para crear planes cohesivos que aborden las necesidades académicas, sociales y emocionales. La comunicación regular, el seguimiento del progreso y la resolución compartida de problemas garantizan que las intervenciones sean consistentes y respondan a las circunstancias cambiantes. Los adolescentes reciben apoyo continuo, lo que reduce la confusión y mejora su participación. Los enfoques colaborativos también modelan habilidades efectivas de trabajo en equipo, resolución de problemas y defensa de intereses que los estudiantes pueden emular en entornos educativos y laborales.

Finalmente, las trayectorias educativas están intrínsecamente vinculadas a las oportunidades a lo largo de la vida. El rendimiento académico, la integración social y el desarrollo de habilidades durante la etapa escolar influyen en la educación postsecundaria, las perspectivas vocacionales y la independencia en la edad adulta.

Los estudiantes con diagnóstico temprano se benefician de apoyos acumulativos que desarrollan su competencia y confianza con el tiempo, mientras que los estudiantes con diagnóstico tardío requieren rehabilitación intensiva y orientación para superar las deficiencias y desarrollar estrategias de adaptación. Al implementar apoyos individualizados, promover la autodefensa, abordar las necesidades sensoriales y de funcionamiento ejecutivo, y fomentar las habilidades socioemocionales, los educadores y las familias ayudan a los adolescentes y jóvenes con autismo a afrontar las complejidades de la educación y a prepararse para un futuro significativo y gratificante.

En conclusión, las trayectorias educativas de las personas con autismo se ven profundamente influenciadas por la edad del diagnóstico. Los niños con diagnóstico temprano se benefician de intervenciones oportunas que sientan las bases para el aprendizaje, la interacción social y la regulación emocional. Los adolescentes con diagnóstico tardío enfrentan desafíos acumulados, pero pueden lograr avances significativos mediante apoyos específicos, planificación individualizada y esfuerzos colaborativos entre familias, escuelas y terapeutas. Las estrategias que incorporan adaptaciones, regulación sensorial, coaching de la función ejecutiva, aprendizaje socioemocional, tecnología y autodefensa fomentan la resiliencia, la competencia y la participación. La planificación de la transición y la preparación profesional amplían estas trayectorias hasta la edad adulta, garantizando que las habilidades y fortalezas cultivadas en la escuela se traduzcan en oportunidades significativas de educación superior y formación profesional.

Al comprender y abordar las necesidades educativas únicas de los estudiantes autistas en cada etapa, los educadores y las familias pueden crear entornos inclusivos y de apoyo que maximicen el potencial, promuevan el bienestar y empoderen a las personas autistas para transitar con éxito sus trayectorias educativas.

Capítulo 24 – Hacia una atención personalizada del autismo

La atención del autismo ha evolucionado drásticamente durante el último siglo, pasando de una perspectiva estrecha y centrada en el comportamiento a un enfoque más matizado y centrado en la persona. Los primeros modelos enfatizaban el cumplimiento, la normalización y una estrategia de tratamiento única para todos. A menudo, se etiquetaba a los niños y se les sometía a intervenciones que priorizaban la conformidad externa sobre el bienestar interno. Sin embargo, con el tiempo, la investigación y las experiencias vividas han resaltado la diversidad dentro del autismo, la importancia de la identidad neurodivergente y las limitaciones de las intervenciones rígidas y uniformes. El concepto de atención personalizada ahora constituye el principio rector en el apoyo al autismo, reconociendo que el perfil del neurodesarrollo, la composición genética, el entorno y las experiencias de vida de cada individuo interactúan para crear necesidades y fortalezas únicas. En este marco, la edad en el momento del diagnóstico ya no es el único determinante de los resultados, sino uno de los muchos factores que informan las intervenciones personalizadas y la atención holística.

La investigación genética ha proporcionado un profundo conocimiento de las bases biológicas del autismo. Estudios a gran escala del genoma completo han identificado cientos de genes asociados con el autismo, muchos de los cuales influyen en la función sináptica, la conectividad neuronal y la cronología del desarrollo neurológico. Si bien ningún gen causa el autismo por sí solo, grupos de variantes genéticas pueden predecir la susceptibilidad y correlacionarse con perfiles conductuales o cognitivos específicos.

En el caso de los niños con diagnóstico temprano, estos conocimientos genéticos ayudan a explicar la estabilidad de los patrones de desarrollo y la eficacia de las intervenciones tempranas dirigidas a desafíos específicos de procesamiento social, comunicativo y sensorial. En el caso de los adolescentes con diagnóstico tardío, la investigación genética revela la superposición con afecciones como el TDAH, la depresión y la ansiedad, lo que explica la mayor vulnerabilidad a los problemas de salud mental y orienta la selección de intervenciones que abordan tanto los rasgos autistas como las afecciones coexistentes. La promesa de la medicina de precisión reside en aprovechar estos marcadores genéticos para desarrollar intervenciones específicas, proactivas y adaptadas a la biología única de cada individuo.

Más allá de la genética, la integración de la inteligencia artificial (IA) en los procesos diagnósticos y terapéuticos representa un cambio transformador. Los algoritmos de aprendizaje automático pueden analizar datos conductuales, de desarrollo y médicos complejos para identificar patrones que podrían eludir incluso a los profesionales clínicos con experiencia. Las herramientas basadas en IA son cada vez más capaces de detectar signos tempranos de autismo en bebés y niños pequeños mediante el análisis de video de expresiones faciales, patrones de mirada y comportamientos motores. En niños mayores y adolescentes, los modelos de IA pueden diferenciar perfiles sociales y cognitivos sutiles, lo que ayuda a distinguir entre trastornos del neurodesarrollo superpuestos. Estas herramientas no reemplazan a los profesionales clínicos, sino que mejoran su capacidad para realizar evaluaciones oportunas y precisas, reduciendo la probabilidad de diagnósticos erróneos o tardíos. En combinación con la información genética, la IA proporciona una comprensión multidimensional de cada individuo, lo que permite intervenciones con información biológica y relevancia contextual.

La atención personalizada enfatiza que las intervenciones deben abordar a la persona en su totalidad, no solo comportamientos o déficits aislados. La intervención temprana sigue siendo fundamental, pero el alcance del apoyo se ha ampliado para incluir la salud mental, el desarrollo socioemocional, la regulación sensorial, el funcionamiento ejecutivo y la formación de la identidad. En el caso de los niños con diagnóstico temprano, las intervenciones pueden adaptarse con precisión a las trayectorias de desarrollo, centrándose en las áreas donde el apoyo tendrá el mayor impacto. La terapia del habla y el lenguaje, la terapia ocupacional y los apoyos conductuales ahora se integran con el entrenamiento en habilidades sociales, la atención plena y el coaching familiar. Los marcos basados en la evidencia se adaptan a los estilos de aprendizaje y perfiles sensoriales individuales, lo que garantiza que los niños puedan participar eficazmente y minimizar el estrés y el agotamiento. El resultado no es solo una mejora en los resultados académicos o conductuales, sino también el desarrollo de la resiliencia, la autoeficacia y un autoconcepto positivo.

Las personas con diagnóstico tardío presentan desafíos únicos que la atención personalizada busca abordar. Adolescentes y adultos pueden acumular años de estrés, enmascaramiento social y necesidades insatisfechas, lo que resulta en ansiedad, depresión o dificultades en el funcionamiento ejecutivo. Para estas personas, las intervenciones deben equilibrar la rehabilitación con la validación, ofreciendo estrategias para afrontar experiencias pasadas y preparándolas para el éxito futuro.

Los enfoques terapéuticos se centran en las habilidades socioemocionales, la flexibilidad cognitiva, la autodefensa y la integración de la identidad. El apoyo en salud mental es crucial, abordando tanto las consecuencias del reconocimiento tardío como los factores estresantes inherentes a la interacción en entornos sociales, académicos o laborales.

La atención personalizada reconoce que las personas diagnosticadas tardíamente no parten de un déficit, sino que entran en una nueva fase de autocomprensión, con oportunidades únicas de crecimiento y empoderamiento.

El contexto familiar y social sigue siendo un componente central de la atención individualizada del autismo. Padres, cuidadores y educadores colaboran en el diseño e implementación de intervenciones que se alinean con las necesidades, valores y aspiraciones de cada persona. La atención personalizada implica evaluar la dinámica familiar, las consideraciones culturales y los recursos disponibles para garantizar que las estrategias sean viables, sostenibles y de apoyo. La colaboración se extiende a la propia persona, fomentando su autonomía y autodeterminación. Se anima a adolescentes y adultos a articular objetivos, preferencias y estrategias que resuenen con su experiencia de vida, reforzando su autonomía y compromiso. De esta manera, la atención personalizada no es una receta impuesta desde afuera, sino un plan cocreado que respeta la perspectiva de la persona y proporciona orientación basada en la evidencia.

La tecnología mejora la personalización de la atención del autismo más allá del diagnóstico. Las plataformas digitales permiten monitorear en tiempo real el comportamiento, las emociones y la interacción, proporcionando información práctica para terapeutas y cuidadores.

Los dispositivos portátiles monitorizan indicadores fisiológicos como la variabilidad de la frecuencia cardíaca y las respuestas al estrés, alertando a los cuidadores sobre la aparición de ansiedad o sobrecarga sensorial. Las aplicaciones interactivas apoyan la comunicación, la función ejecutiva y la práctica de habilidades sociales, lo que permite integrar las intervenciones en las rutinas diarias.

Los entornos de realidad virtual ofrecen espacios seguros para el entrenamiento de habilidades sociales, la terapia de exposición y el aprendizaje experiencial, adaptados a los desencadenantes y objetivos individuales. Estas herramientas amplían el alcance de la atención personalizada, proporcionando intervenciones adaptativas y receptivas que se ajustan a las necesidades cambiantes de cada persona.

Las trayectorias educativas y laborales son fundamentales para los resultados a largo plazo de la atención personalizada para el autismo. Las escuelas y los lugares de trabajo reconocen cada vez más que las expectativas estandarizadas suelen perjudicar a las personas con neurodivergencia. Las adaptaciones personalizadas, como horarios flexibles, espacios sensorialmente amigables y estrategias individualizadas de aprendizaje o gestión de tareas, crean entornos en los que las personas con autismo pueden prosperar. El asesoramiento profesional, la mentoría y la formación profesional se alinean con las fortalezas e intereses, promoviendo la participación y la satisfacción a largo plazo. Al centrarse en las capacidades en lugar de las limitaciones, la atención personalizada permite a las personas contribuir significativamente en los contextos educativos y profesionales, reduciendo el riesgo de estrés, desconexión y problemas de salud mental.

El apoyo a la salud mental está integrado en cada aspecto de la atención personalizada. La ansiedad, la depresión y el trauma son trastornos coexistentes comunes, especialmente en quienes reciben un diagnóstico tardío. Los enfoques terapéuticos basados en la evidencia, que incluyen la terapia cognitivo-conductual adaptada al autismo, las prácticas de mindfulness y la atención adaptada al trauma, se adaptan a cada perfil individual.

La terapia se contextualiza en la vida cotidiana, abordando desafíos del mundo real, estrategias de comunicación y mecanismos de afrontamiento. Las redes de apoyo, tanto presenciales como virtuales, brindan oportunidades para la conexión social, la mentoría y la validación entre pares. La integración de la atención de salud mental en planes personalizados garantiza que las intervenciones sean holísticas, abordando la compleja interacción de los factores del neurodesarrollo, sociales y emocionales.

La investigación sobre la identidad neurodivergente y el autoconcepto fundamenta la personalización de la atención. Adolescentes y adultos se benefician de marcos que afirman sus experiencias, normalizan la neurodiversidad y proporcionan un lenguaje para comprender sus fortalezas y diferencias. Los programas educativos, los grupos de pares y las iniciativas de mentoría facilitan la exploración de la identidad, ayudando a las personas a reconciliar las experiencias pasadas con la comprensión presente. Las intervenciones afirmativas contrarrestan el estigma y la inseguridad que suelen acompañar al diagnóstico tardío, reforzando la autoestima, la resiliencia y el afrontamiento adaptativo. La atención personalizada reconoce que el bienestar es inseparable de la identidad y que las intervenciones deben apoyar tanto las habilidades prácticas como el desarrollo psicológico.

La integración de múltiples dominios —conocimiento genético, diagnóstico asistido por IA, intervenciones terapéuticas, adaptaciones educativas, tecnología y apoyo a la identidad— define la frontera de la atención personalizada del autismo. Este enfoque multidimensional trasciende las categorizaciones tradicionales, reconociendo que el autismo no es una condición uniforme, sino una interacción compleja de factores biológicos, del desarrollo, ambientales y experienciales.

Los planes individualizados no son estáticos; evolucionan en respuesta a nuevos datos, necesidades cambiantes y objetivos emergentes. Este enfoque dinámico garantiza que la atención siga siendo relevante, eficaz y receptiva a lo largo de la vida.

Las consideraciones de equidad son fundamentales para el avance de la atención personalizada. Históricamente, las disparidades en el acceso al diagnóstico, la intervención y los servicios de apoyo han perjudicado a las comunidades marginadas. Los marcos de atención personalizada enfatizan la identificación temprana, las prácticas culturalmente receptivas y el acceso equitativo a los recursos. Los programas de capacitación para profesionales clínicos, educadores y cuidadores destacan los sesgos implícitos, los determinantes sociales de la salud y la importancia de escuchar a las familias y personas de diversos orígenes. Al abordar las barreras sistémicas y promover la inclusión, la atención personalizada garantiza que las personas neurodivergentes tengan la oportunidad de prosperar independientemente de sus factores socioeconómicos, raciales o geográficos.

De cara al futuro, la atención del autismo prevé mayor precisión, compasión e integración. Las redes de investigación colaborativa continúan identificando variantes genéticas, patrones de neuroimagen y marcadores conductuales que refinan la precisión diagnóstica y la focalización de las intervenciones. Las herramientas basadas en IA mejoran la detección y el monitoreo, a la vez que reducen la subjetividad y los retrasos.

Los modelos terapéuticos priorizan cada vez más el bienestar, la afirmación de la identidad y las habilidades para la vida junto con el desarrollo de habilidades tradicionales.

Los sistemas educativos y vocacionales evolucionan para adaptarse a diversos estilos de aprendizaje y fortalezas, fomentando entornos donde las personas con autismo puedan contribuir significativamente. La trayectoria es de empoderamiento, enfatizando que las personas neurodivergentes no son problemas por resolver, sino socios en un esfuerzo compartido de comprensión, crecimiento e inclusión social.

En definitiva, la atención personalizada del autismo reconoce que la edad en el momento del diagnóstico es solo una parte de un panorama mucho más amplio. La identificación temprana sigue siendo ventajosa, ya que brinda acceso a intervenciones que previenen la acumulación de estrés y dificultades de desarrollo. Sin embargo, un diagnóstico tardío no impide un apoyo significativo, el crecimiento ni la realización personal. Lo más importante es un enfoque individualizado que atienda la biología, el desarrollo, el contexto social, la identidad y las aspiraciones. Cuando la atención se adapta a la persona, en lugar de imponer la conformidad con normas arbitrarias, las personas con autismo pueden alcanzar su potencial, experimentar bienestar y desenvolverse en la vida con resiliencia y autonomía.

La atención personalizada también enfatiza la dimensión ética de la intervención. Respetar la autonomía, escuchar la experiencia vivida y priorizar la calidad de vida son tan importantes como lograr resultados mensurables. Las intervenciones no se plantean como intentos de eliminar las diferencias, sino como herramientas para mejorar la participación, reducir el sufrimiento y apoyar el desarrollo personal. Las familias, los educadores y los profesionales clínicos se guían por los principios de compasión, flexibilidad y toma de decisiones basada en la evidencia, garantizando que cada persona reciba el apoyo que necesita, conservando su dignidad y su capacidad de decisión.

Los estudios de caso ilustran el impacto de los enfoques personalizados. Un adolescente, diagnosticado a los doce años, se benefició de una combinación de intervenciones con base genética, monitoreo conductual asistido por IA y terapia coordinada dirigida al funcionamiento ejecutivo, la ansiedad y las habilidades sociales. La colaboración entre la familia, la escuela y los profesionales clínicos creó un plan cohesivo que integró apoyos sensoriales, estrategias de aprendizaje individualizadas y terapia para reafirmar la identidad. A lo largo de dos años, se observaron mejoras no solo en el rendimiento académico y la participación social, sino también en la resiliencia emocional y la autodefensa. El adolescente afirmó sentirse empoderado para afrontar los desafíos, tomar decisiones y perseguir metas alineadas con sus intereses personales.

Otro caso involucró a un adulto diagnosticado a los veinticinco años, quien lidiaba con un historial de dificultades no diagnosticadas en la educación y el empleo. La atención personalizada incluyó la evaluación de fortalezas y desafíos cognitivos, adaptaciones en el lugar de trabajo, coaching para el funcionamiento ejecutivo y apoyo terapéutico para la ansiedad y la depresión. Las intervenciones asistidas por tecnología, incluyendo herramientas digitales de organización y redes virtuales de apoyo entre pares, facilitaron la independencia y la interacción social. Con el tiempo, la persona desarrolló estrategias de afrontamiento eficaces, alcanzó hitos profesionales y cultivó un sentido coherente de identidad neurodivergente. Estos ejemplos demuestran que la atención personalizada es eficaz a lo largo de la vida, priorizando la adaptabilidad, la colaboración y la atención integral de la persona.

En conclusión, la evolución de la atención del autismo hacia enfoques personalizados, compasivos y basados en la evidencia marca un punto de inflexión en la comprensión y el apoyo a las personas neurodivergentes. La investigación genética, el diagnóstico asistido por IA, las intervenciones individualizadas, las adaptaciones educativas, el apoyo a la salud mental y la reafirmación de la identidad convergen para crear un modelo que respeta la singularidad, aborda necesidades complejas y promueve el bienestar. Si bien el momento del diagnóstico define ciertas trayectorias de desarrollo y salud mental, la atención personalizada reconoce que cada persona puede beneficiarse de apoyos a medida que integran la biología, la experiencia y las aspiraciones. Al priorizar las estrategias centradas en la persona, la colaboración y la práctica ética, el futuro de la atención del autismo ofrece la promesa de resiliencia, empoderamiento y realización personal para las personas de todo el espectro.

EL FIN

www.ingramcontent.com/pod-product-compliance
Lightning Source LLC
LaVergne TN
LVHW060219051026
849517LV00005B/1458
* 9 7 9 8 3 4 9 6 2 8 6 2 7 *